自分でできる
「不眠」克服ワークブック
短期睡眠行動療法自習帳
brief Behavioral
Therapy for
insomnia

渡辺範雄
Norio Watanabe

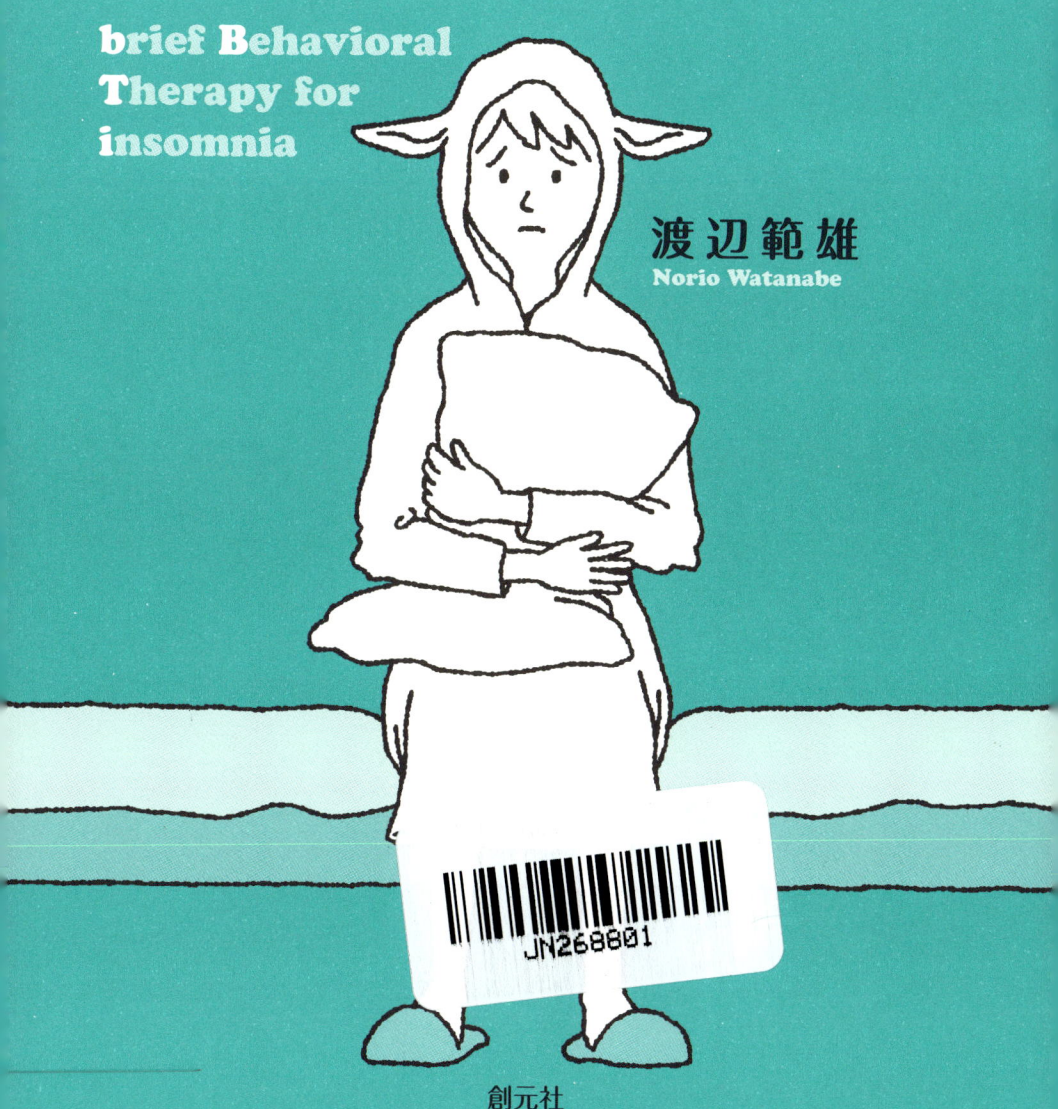

創元社

はじめに

　生き物にとって眠ることはとても大切です。眠れない日が何日も続くと体はまいってしまいますし、心にもいろいろな変化が出てきます。このまま一生眠れないのだろうか、何か体の病気にならないだろうかと心配になるかもしれません。つらいですね。

　ストレス、心配、お酒やコーヒーの飲みすぎ、昼寝のしすぎ、旅行、夜勤、体の痛みなど、いろいろなものが不眠の原因になります。また体や心の不調も不眠を引き起こします。特にうつ病の人はほとんどの場合、睡眠に問題をきたします。

　この本の著者グループは、精神科医として、さまざまな心の病で悩んでいる多くの患者さんの治療に携わってきました。また、患者さんにもっと良くなってもらうために、臨床研究もしています。

　特に最近、世界的に認められている認知行動療法*を改良して**うつ病の不眠を治すための精神療法（カウンセリング）**を開発しました。さらに、治療の効果を見るための研究もおこないました。

> *「認知行動療法」とは行動や考え方を変えて、心の問題を良くしようという精神療法（カウンセリング）の一種です。

　この研究では、お薬を十分使って治療してもなかなか良くならないうつ病と不眠の両方がある患者さんたちでも、新しい精神療法（私たちは「**短期睡眠行動療法**」と呼んでいます）を追加すれば、多くの方がうつも不眠も良くなることを証明しました。症状が完全に消えなくても、治療を受ける前より良くなる人が多いのです。結果は、一般精神医学の分野では世界でも影響力の大きいアメリカの医学雑誌に発表しました。

　この治療では、精神科医や看護師が患者さんと週に

はじめに

　1回1時間、計4回会って、短期睡眠行動療法のやり方をガイドします。そして、その後も患者さんが習ったことを自分で続けることで、さらに効果が上がりました。治療者は最初の方法を教えただけです。実際に良くなったのは、患者さん自身の力によるものです。また、不眠に焦点を絞った治療なので、うつの不眠だけでなく不眠全般に効果があると考えられています。

　ただ、いくら治療が良くても、治療ができる医師や看護師が常に近くにいるとは限りません。この本は、不眠に苦しんでいる方がご自身で治療のやり方を学び、実行して不眠を良くすることができるようにと願って書かれました。言いかえれば、この本を読むことで自分の不眠を自分で治療する、つまり患者さん自身が自分の不眠の治療者になれることを目指しています。

　治療はすごく簡単だというわけではありませんが、なによりも「治療意欲」が大切です。この本を手に取っていただいた時点で、もうすでにあなたは、良くなっていくための大きな一歩を踏み出したことになります。それは、なによりも素晴らしいことです。

　この本によって1人でも多くの方の睡眠の問題が軽くなるように願っています。

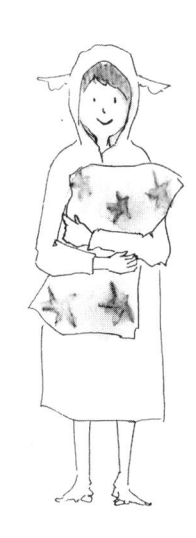

目　次

はじめに 2

このワークブックが自分に合っているか確かめましょう 8
　　不眠とは？ 8
　　不眠の原因 10
　　このワークブックに適さない不眠 12

このワークブックの使い方 16

第1週　睡眠日記と睡眠環境 19

　1　睡眠日記のつけ方・睡眠サマリーの計算方法の説明を読んで理解する 22
　2　昨晩の睡眠を振り返り、睡眠日記をつけてみる 28
　3　睡眠サマリーを計算する 28
　4　「睡眠環境チェックリスト」をつける 29
　5　「健康な睡眠のための10か条」を読んで理解する 31
　6　「睡眠環境チェックリスト」で「そうではない」になった項目1つひとつについて、「健康な睡眠のための10か条」を参考に改善したほうがよい睡眠環境を具体的に考える 39
　7　できそうなものを1〜3個選び、睡眠日記の一番下に書いておく 40
　8　「宿題」の支障となりそうなものを考え、その対策をたてておく 41

第2週　睡眠のスケジュールを作る　43

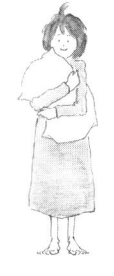

1. 睡眠日記を復習して、睡眠の環境を整えるためにできることを考えて、睡眠日記の「今週の目標」に書いておく　46
2. 「睡眠日記」と「睡眠サマリー」が毎日書かれているか確認し、睡眠日記の「今週のまとめ」を完成する　47
3. 不眠の行動モデルを学び、自分自身の不眠ではこれらの因子は何にあたるか考える　50
4. 睡眠力を高める要素について学ぶ　56
5. 「刺激コントロール法」と「睡眠制限法」を学ぶ　57
6. 「良い睡眠スケジュールを作ろう」を読んで、今晩からの睡眠のスケジュールを作り、睡眠日記の「今週の目標」に書いておく　62
7. 睡眠スケジュールを守るために工夫することを考えて、「今週の目標」に書いておく　64
8. 今週の宿題をもう一度確認する　68

第3週　睡眠スケジュールの調整　69

1. 「睡眠日記」と「睡眠サマリー」が毎日書かれているか確認し、睡眠日記の「今週のまとめ」を完成する　72
2. 睡眠スケジュールでできなかったところは、なぜできなかったのか、できるようにする工夫はあるか、それとも別の方法にするか、考える　72
3. 睡眠効率を見て、横になっている時間と寝床に入るべき時間の調節をする　75

- 4 睡眠スケジュールを守るために工夫することを考えて、「今週の目標」に書いておく　77
- 5 今週の宿題をもう一度確認する　77

第4週　睡眠スケジュールの調整、再発の予防、全体のまとめ　79

- 1 「睡眠日記」と「睡眠サマリー」が毎日書かれているか確認し、睡眠日記の「今週のまとめ」を完成する　82
- 2 睡眠スケジュールでできなかったところは、なぜできなかったのか、できるようにする工夫はあるか、それとも別の方法にするか、考える　82
- 3 睡眠効率を見て、横になっている時間と寝床に入るべき時間の調整をする　82
- 4 睡眠スケジュールを守るために工夫することを考えて、「今週の目標」に書いておく　82
- 5 全体の復習。不眠の成り立ち、睡眠力を高める3要素、「良い睡眠スケジュールを作ろう」などを読み返す　83
- 6 治療効果を保つために、今後も守るべき規則と、ゆるめてもよい規則を決める　83
- 7 不眠が再発したときにやることを決める　84
- 8 今週の宿題をもう一度確認する　85

おわりに　87
あとがき　88

付録　睡眠日記　90
　　　睡眠環境チェックリスト　106
　　　健康な睡眠のための10か条　108
　　　良い睡眠スケジュールを作ろう　109
　　　再発防止のための2つの掟　110

装丁：濱崎実幸　本文挿絵：野津あき

自分でできる
「不眠」克服ワークブック
短期睡眠行動療法自習帳

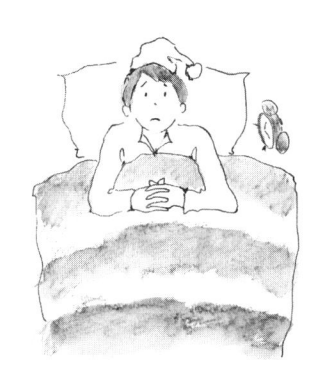

このワークブックが
自分に合っているか確かめましょう

　ひと口に「不眠」といっても、その原因はいろいろあります。なかには、専門家による治療を先におこなったほうがよい不眠や、このワークブックが適さない不眠もあります。

　まずは、ワークブックがあなたに合っているかどうかを確かめてみましょう。

> 不眠の一般的な症状は、次のようなものです。
> ・夜に寝つきが悪い
> ・夜中に目が覚める
> ・朝早く目が覚める
> ・眠れるけれど質が悪い
> ・昼間も疲れが取れず、眠気が残る
> ・集中力や注意力、記憶力が落ちる
> ・昼間イライラする
> ・夜眠れるかどうか心配したり、昼間の疲れや眠気、イライラで不安になったりする

不眠とは？

　寝るのに適した環境で、寝るための時間も十分あるのに、自分で満足できる睡眠ではなく、昼間も眠気が残って仕事や勉強に問題が出る。そんな状態を、医学的には「不眠」といいます。

　不眠は一時的なこともありますし、時々のことも、また長期間続くこともあります。成人の3人に1人は少なくとも時々は不眠になり、10%から15%の人は慢性的不眠といわれています。

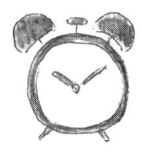

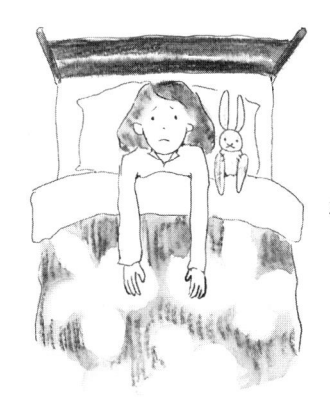

夜に寝つきが悪い

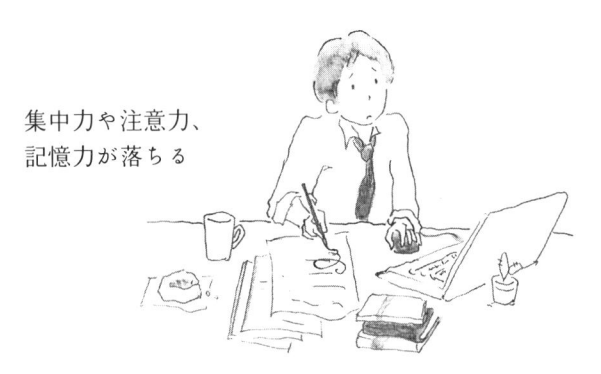

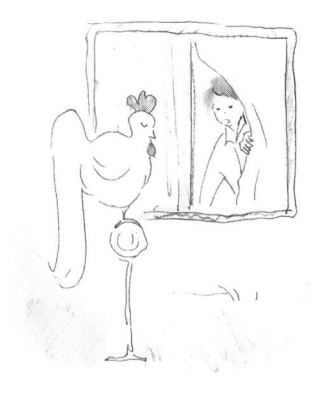

集中力や注意力、
記憶力が落ちる

朝早く目が覚める

不眠の原因

不眠の原因はいろいろあります。なかでも**ストレス**は大きな原因の1つです。ストレスは**不安**のもとにもなりますが、不安がとても強く、ふだんの生活に慢性的な障害があれば、それは「不安障害」といわれる状態かもしれません。もしそうなら、不眠治療の前に、まずメンタルクリニックなどに受診して相談してみるのがよいでしょう。

同じように、**憂うつな気分**や**意欲低下**が慢性的にある方は、「うつ病」の専門治療をまず受ける必要があるかもしれません。「はじめに」で紹介した私たちの研究では、うつ病で不眠の方もこのワークブックの治療で良くなることが証明されましたが、この研究では、すでに精神科に通院して薬物治療を受けている患者さんたちを対象としました。**うつ状態が重ければ、抗うつ薬による治療が必要**となります。次の「大うつ病エピソード*」にあるリストを見て、もしうつ病の疑いがあれば、まずメンタルクリニックなどの受診をお勧めします。

> 不眠はもともと体や心の病気が原因で起こる不眠と、これらの原因がないのに眠れない不眠（「原発性不眠」あるいは「精神生理衛生不眠」ともいいます）に分けられていました。

> ＊「大うつ病エピソード」というのは精神医学の診断用語です。いわゆる「うつ」のなかでも治療の必要性が高いものを「大うつ病」と呼び、診断基準にあてはまる期間を「エピソード」と呼びます。

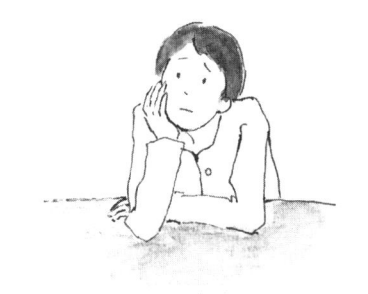

大うつ病エピソード

以下のうち5つ以上が同じ2週間の間に存在し、病前の機能からの変化を起こしている。少なくとも1つは、1または2である。

1	ほとんど1日中、ほとんど毎日の抑うつ気分
2	ほとんど1日中、ほとんど毎日の、すべて、またはほとんどすべての活動における興味、喜びの著しい減退
3	食事療法をしていないのに、著しい体重減少、あるいは体重増加（例：1か月で体重の5％以上の変化）、またはほとんど毎日の、食欲の減退または増加
4	ほとんど毎日の不眠または睡眠過多
5	ほとんど毎日の精神運動性の焦燥または制止（他者によって観察可能なもの）
6	ほとんど毎日の易疲労性、または気力の減退
7	ほとんど毎日の無価値観、または過剰であるか不適切な罪責感
8	思考力や集中力の減退、または、決断困難がほとんど毎日認められる
9	死についての反復思考

（アメリカ精神医学会の診断基準DSM-IV-TRから抜粋）

　また、不眠は体の病気によって起こることもあり、とくに関節炎のような**痛みがある病気**で多く見られます。**お薬**、とくにある種の抗うつ薬や高血圧の薬、ステロイド剤などでも不眠が起こることがあります。処方箋なしに薬局で購入できる薬、とくに痛み止めや消炎剤、やせる作用を謳（うた）っている薬も、カフェインやその他の精神刺激物質が含まれていることがあり、同様に睡眠を妨げます。ふだん飲んでいるお薬がある人は、一度**薬剤師に相談**するのがよいかもしれません。

> その他の不眠の原因
> - 痛みのある病気
> - 薬の服用
>   抗うつ薬
>   高血圧の薬
>   ステロイド剤
>   痛み止め
>   消炎剤
>   やせ薬　など

このワークブックに適さない不眠

> 適さない人
> ・不規則な勤務形態の人
> ・睡眠時無呼吸症の人
> ・むずむず足症候群の人

　残念ながら、すべての不眠にこのワークブックのやり方の効果が証明されているわけではありません。とくに、この本では睡眠のスケジュールをたてて計画的に不眠を改善することを目指しているので、たとえば三交替の夜勤務などで生活が不規則になるような方には、「第1週」の方法は役に立っても、他の部分に書かれていることを実行するのは難しいでしょう。

　また、不眠を引き起こす体の病気をお持ちの方、とくに「睡眠時無呼吸症」や「むずむず足症候群」といわれる病気などが不眠の原因であれば、**それぞれ専門的な治療をする**ほうが不眠が早く良くなります。

　まず、次ページの質問表を見て、当てはまる項目に〇をつけてみましょう。

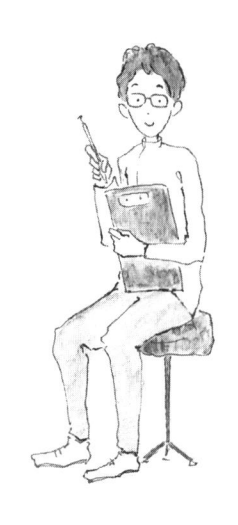

〈グループ1〉

1　「いびきがうるさい」と言われたことはありますか？

2　息を弾ませたり、切らしたりして目が覚めたことはありますか？

3　「睡眠中に息が止まっている」と言われたことはありますか？

4　朝起きたとき、まだ疲れていたり、休めた感じがしなかったりすることがよくありますか？

5　朝起きたとき、頭痛がしたり、口が渇いていることはよくありますか？

〈グループ2〉

1　足の中を、虫がはうような感じがしたり、チクチクしたり、ひっぱられたりするような感じで、足を動かしたくなることがしょっちゅうありますか？

2　1のような症状は、足を動かしたり歩いたりするとすぐになくなりますか？

3　休んでいるときにこのような症状は悪くなりますか？

4　午後遅い時間や夜に、足を動かしたくなったり、足に落ち着かない感じが出たりすることが多いですか？

5　足の落ち着かない症状のために、寝つきが悪くなったり眠っていられなくなったりしていますか？

　〈グループ1〉の質問は、「**睡眠時無呼吸症**」といわれる健康問題に関するものです。睡眠時無呼吸症は、睡眠中に呼吸が一時的に停止する病気です。もしこのグループ内の質問に「はい」が何個もあるようなら、かかりつけの医師に相談して、睡眠障害の専門クリニックなどで診てもらうのがよいかもしれません。

> 睡眠時無呼吸症の場合は、睡眠専門のクリニックや病院に泊まって脳波検査を受けることが必要になるかもしれません。早く治療したほうが睡眠の問題も早く良くなります。

〈グループ２〉の質問は、「**むずむず足症候群**」という神経疾患に関するものです。この病気の特徴は足を動かしたくなる不快な感覚があることで、お薬での治療があります。

ほかにも、女性の**更年期症状**や、男性の**前立腺肥大**（夜間トイレに行く回数が増えるとか）なども睡眠に悪影響を及ぼすことがあります。

また、**アルコールや違法な薬物への依存**によっても、睡眠は妨げられます。これらの問題がある方は、きちんとした専門治療を受けることをお勧めします。

前ページの問題リストのどれにも当てはまらない方や、当てはまっていて専門治療を受けているのに不眠が続いている方は、この本で紹介しているやり方を試す意味が十分にあります。

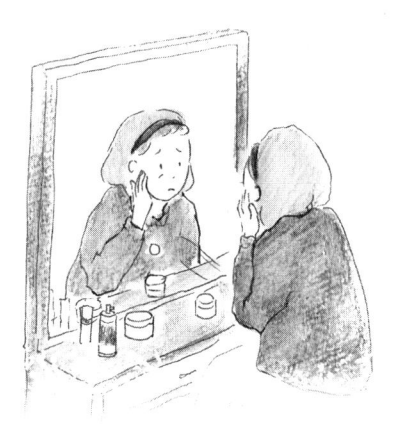

更年期症状

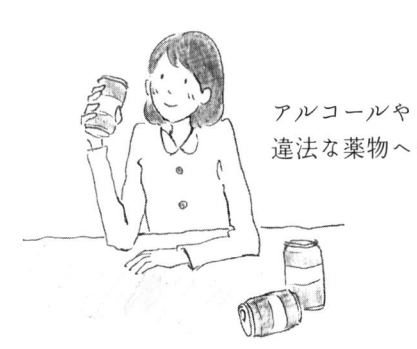

アルコールや
違法な薬物への依存

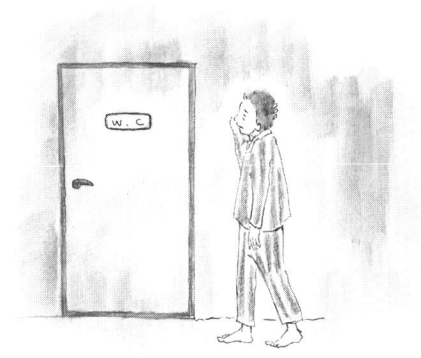

前立腺肥大による頻尿

このワークブックの使い方

　さあ、まずは筆記用具を準備しましょう。不眠をなくし、睡眠を良くするためにはどうすればよいか、今から手取り足取りガイドしますが、この本は読み物ではなくワークブックです。書き込むことで、どんどんご自分のデータがたまり、治療が進みます。本の途中にも書き込みシートはありますが、巻末にもまとめてあります。どちらに書き込んでいただいてもけっこうですが、残りが1枚になったらコピーをとることをお勧めします。

✤睡眠日記（　年　月　日～　年　月　日）	（記入例）	（　）曜日	（　）曜日	（　）曜日	（　）曜日	（　）曜日	（　）曜日	今週のまとめ 平均値を計算機で出す
①昨晩、何時に床に入りましたか？（時：分）	23：00	:	:	:	:	:	:	
②今朝、何時に床から出ましたか？（時：分）	7：20	:	:	:	:	:	:	
③寝つくのにどのくらい時間がかかりましたか？（分）	40							分
④夜中、何度目が覚めましたか？（回）	3							回
⑤夜中、全部でどのくらいの時間、目が覚めていましたか？（分）（いったん寝ついてから、朝、床を出るまで）	90							分
⑥昨晩、お酒をどのくらい飲みましたか？	焼酎水割りを1杯							
⑦今朝の気分はどうですか？（1＝最悪 2＝悪い 3＝どちらでもない 4＝良い 5＝非常に良い）	2							
⑧昨夜の睡眠はどうでしたか？（1＝最悪 2＝悪い 3＝どちらでもない 4＝良い 5＝非常に良い）	3							
⑨昨日、昼寝はしましたか？	午後2時から30分間							
睡眠サマリー								
❶総臥床時間（分）＝上の質問②から上の質問①を引く	500							
❷総睡眠時間（分）＝❶総臥床時間－（上の質問③＋上の質問⑤）	370							
❸睡眠効率（％）　＝❷総睡眠時間÷❶総臥床時間×100	74							
今週の目標（○、×、△で評価してください）								○の数
❶寝床に入る時間は、　：　（例：23：00）	○							個
❷寝床から出る時間は、　：　（例：7：00）	△							個
❸（その他：寝床に早く入りたくなったら冷たいタオルを首にあてる）	×							個
❹（その他：夜中起きてしまったら簡単のソファに座り、夕刊を読む）	○							個
❺（その他：夜中に目覚まし・壁掛けを問わず、一切時計を見ない）	△							個
❻（その他：昼寝をしない）	×							個

このワーブックは、ご自分の不眠の状態を観察しながら、それに合わせて睡眠行動療法をおこなって、8週間で不眠を良くすることを目指しています。**自分で自分の不眠を治療するためのワークブック**なのです。

最初の4週間でやりながら**やり方を覚え**、次の4週間でそれを**続ける**ことで最大の効果が得られます。ですから、本文を読むだけで不眠がすっかり治るわけではありません。書かれているやり方を続けていただくことで効果が出るのです。

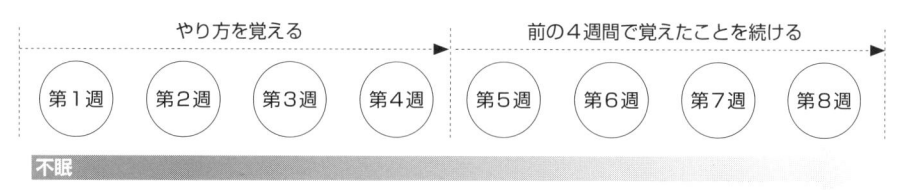

	やり方を覚える				前の4週間で覚えたことを続ける			
	第1週	第2週	第3週	第4週	第5週	第6週	第7週	第8週

不眠　　　　　　　　　治　療　効　果

曜日を決めて、週に1章ずつ読みましょう。また、毎日「宿題」もあります。読んで学んだことを宿題で実践していただくことが、良い結果につながります。**宿題をしないと、治療効果はあまり期待できません。**きついと感じるかもしれませんが、効果が出ることが証明されています。

最初の1〜2週間で効果が得られる方もいるでしょうし、8週間続けてはじめて十分な効果が得られる方もいるでしょう。個人差はあっても、このワークブックに一生懸命取り組まれた方のすべてに、なんらかの良い効果が期待できます。

第1週

睡眠日記と睡眠環境

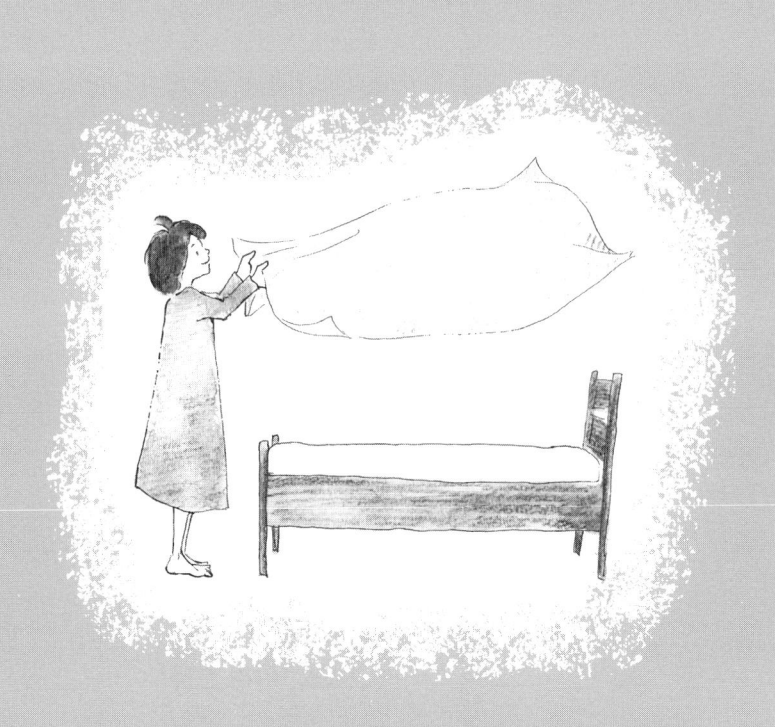

第1週
睡眠日記と睡眠環境

今日すること

1. 睡眠日記のつけ方・睡眠サマリーの計算方法の説明を読んで理解する
2. 昨晩の睡眠を振り返り、睡眠日記をつけてみる
3. 睡眠サマリーを計算する
4. 「睡眠環境チェックリスト」(p.30) をつける
5. 「健康な睡眠のための10か条」(p.32) を読んで理解する
6. 「睡眠環境チェックリスト」で「そうではない」になった項目1つひとつについて、「健康な睡眠のための10か条」を参考に改善したほうがよい睡眠環境を具体的に考える
7. できそうなものを1〜3個選び、睡眠日記の一番下に書いておく
8. 「宿題」の支障となりそうなものを考え、その対策をたてておく

睡眠日記を学ぶ
↓
睡眠環境の調整
↓
今週の目標を書く

睡眠日記と睡眠環境　第1週

用意するもの

(1)　このワークブック
(2)　電卓（携帯電話についているものくらいで結構です）
(3)　「睡眠日記」2枚
(4)　「睡眠環境チェックリスト」
(5)　「健康な睡眠のための10か条」

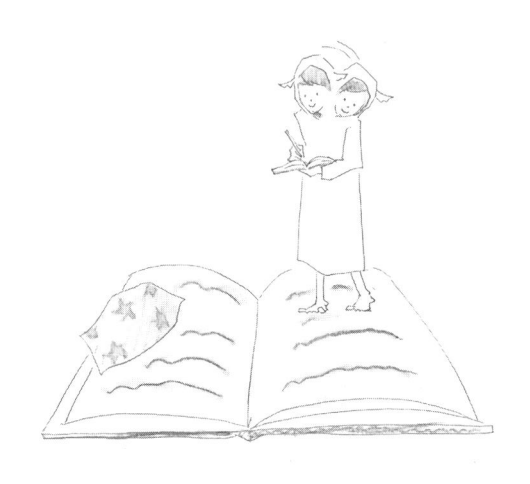

1 睡眠日記のつけ方・睡眠サマリーの計算方法の説明を読んで理解する

　日記をつけたことがある方は多いでしょうが、睡眠の日記をつけた方はあまりいないのではないでしょうか。**この治療では毎朝、前の晩の睡眠を日記に記録すること**が基本となります。逆に言うと、睡眠日記を毎朝つけないと、この治療はできません。なぜそんなに大事なのでしょうか？　次の4つの理由があります。

> ①睡眠状態を客観的にみることができる。毎朝つければ、思い出してまとめてつけるのと比べてより信頼性の高い評価ができる。
> ②寝た時間、起きた時間、夜中に目が覚めていた時間、睡眠の質など、睡眠状態を総合的に評価するので、睡眠全体を分析する助けになる。
> ③自分に合った治療プログラムを作るためのデータになる。また、そのプログラムの治療効果を確かめるためのデータにもなる。
> ④睡眠日記を記録すること自体にも、不眠に対する治療効果がある。

　それでは、睡眠日記をつける練習をしましょう。
　次ページに練習用、その次のページには、今日からつけていただく1週間分の睡眠日記を用意しました。巻末にもありますので、そちらを使っていただいても結構です。
　まず次ページの表を眺めていただき、26ページ以降の本文を読み進めてください。

♣ 睡眠日記　昨晩の睡眠をつけてみましょう。

	(記入例)	( )曜日
① 昨晩、何時に床に入りましたか？（時：分）	23：00	：
② 今朝、何時に床から出ましたか？（時：分）	7：20	：
③ 寝つくのにどのくらい時間がかかりましたか？（分）	40	
④ 夜中、何度目が覚めましたか？（回）	3	
⑤ 夜中、全部でどのくらいの時間、目が覚めていましたか？（分） （いったん寝ついてから、朝、床を出るまで）	90	
⑥ 昨晩、お酒をどのくらい飲みましたか？	焼酎水割りを1杯	
⑦ 今朝の気分はどうですか？ （1＝最悪　2＝悪い　3＝どちらでもない　4＝良い　5＝非常に良い）	2	
⑧ 昨夜の睡眠はどうでしたか？ （1＝最悪　2＝悪い　3＝どちらでもない　4＝良い　5＝非常に良い）	3	
⑨ 昨日、昼寝はしましたか？	午後2時から30分間	

睡眠サマリー

1 総臥床時間（分）＝上の質問②から上の質問①を引く	500	
2 総睡眠時間（分）＝**1**総臥床時間－（上の質問③＋上の質問⑤）	370	
3 睡眠効率（％）　＝**2**総睡眠時間÷**1**総臥床時間×100	74	

今週の目標 （○、×、△で評価してください）

❶ 寝床に入る時間は、　　：　　（例：23:00）	○	
❷ 寝床から出る時間は、　　：　　（例：7:00）	△	
❸ （その他：例寝床に早く入りたくなったら冷たいタオルを首にあてる）	×	
❹ （その他：例夜中起きてしまったら隣室のソファに座り、夕刊を読む）	○	
❺ （その他：例夜中に目覚まし・壁掛けを問わず、一切時計を見ない）	△	
❻ （その他：例昼寝をしない）	×	

✤ 睡眠日記 （　　年　　月　　日～　　年　　月　　日）

	（記入例）	（　）曜日
① 昨晩、何時に床に入りましたか？（時：分）	23：00	：
② 今朝、何時に床から出ましたか？（時：分）	7：20	：
③ 寝つくのにどのくらい時間がかかりましたか？（分）	40	
④ 夜中、何度目が覚めましたか？（回）	3	
⑤ 夜中、全部でどのくらいの時間、目が覚めていましたか？（分） 　（いったん寝ついてから、朝、床を出るまで）	90	
⑥ 昨晩、お酒をどのくらい飲みましたか？	焼酎水割りを1杯	
⑦ 今朝の気分はどうですか？ 　（1＝最悪　2＝悪い　3＝どちらでもない　4＝良い　5＝非常に良い）	2	
⑧ 昨夜の睡眠はどうでしたか？ 　（1＝最悪　2＝悪い　3＝どちらでもない　4＝良い　5＝非常に良い）	3	
⑨ 昨日、昼寝はしましたか？	午後2時から30分間	

睡眠サマリー

❶ 総臥床時間（分）＝上の質問②から上の質問①を引く	500	
❷ 総睡眠時間（分）＝❶総臥床時間－（上の質問③＋上の質問⑤）	370	
❸ 睡眠効率（％）　＝❷総睡眠時間÷❶総臥床時間×100	74	

今週の目標 （○、×、△で評価してください）

❶ 寝床に入る時間は、　　：　　　（例：23:00）	○	
❷ 寝床から出る時間は、　　：　　　（例：7:00）	△	
❸ （その他：例寝床に早く入りたくなったら冷たいタオルを首にあてる）	×	
❹ （その他：例夜中起きてしまったら隣室のソファに座り、夕刊を読む）	○	
❺ （その他：例夜中に目覚まし・壁掛けを問わず、一切時計を見ない）	△	
❻ （その他：例昼寝をしない）	×	

( )曜日	( )曜日	( )曜日	( )曜日	( )曜日	( )曜日	**今週のまとめ** 平均値を 計算機で出す
:	:	:	:	:	:	:
:	:	:	:	:	:	:
						分
						回
						分

○の数

						個
						個
						個
						個
						個
						個

これらの質問に正確に答えられるか心配な方もいるでしょう。血液検査などと違って、きちんと計っているわけでもありませんし、記憶だけで答えていいのかどうか疑問に思われるかもしれませんが、できる範囲で思い出してつけられれば、それでいいのです。
　次に、睡眠日記をつけるときによくたずねられる質問をまとめてみました。

Q1 昨晩は夜中に時計を見ていなかったのですが、睡眠日記に時間をどう書けばいいですか？

A1 あとにも出てきますが、睡眠日記をつける・つけないにかかわらず、今晩から時計を見ないようにしてください。夜中の時間経過に関してはほとんどの方がよい感覚を持っていることが証明されています。ですから、時計を見る必要はないのです。

　睡眠状態を測定する機械を使って「寝つくのにどのくらい時間がかかったか」とか「1回寝てからどのくらいの時間、目が覚めてしまっていたか」を実際の時間と比べてみた研究がありますが、ほとんどの人が機械と比べてせいぜい5分から30分程度のずれしかなく、ほぼ正確に見積もっていました。

　確かにこうした判断を下すのが苦手な方もいますが、時計を見たとしても、結局「どのくらい時間がかかったか」などの質問に正確に答えるのは不可能です。寝る瞬間に時計を見ることはできませんし、あとから思い出しても正確とは限らないからです。睡眠日記では、睡眠を全体として見ることができればよいのです。

Q2 目が覚めているのか眠っているのかよくわからない状態のときは、「目が覚めていた」と「眠

っていた」のどちらと考えたらいいでしょうか？

A2 この治療プログラムでは、「目が覚めていた」「眠っていた」の中間のカテゴリーはありません。「わからないから書かない」というのではなく、近いと思ったほうを選んで書いてください。目安としては、「起きようと思ったら起きられる」状態だったら、「目が覚めていた」にするのがいいと思います。

Q3 ごく短い時間だけ寝て、あと長時間起きていたと感じることがありますが、これは睡眠日記にどう書いたらいいでしょうか？

A3 睡眠日記の項目によります。その項目の質問が「夜中、何度目が覚めましたか？」の場合は、十分に考えて見積もってください。

たとえば夜中に10回くらい目が覚めたと思ったら、「10回」と記録してください。もし目が覚める時間が1回につき1分とか2分だったと思ったら、「夜中、全部でどのくらいの時間、目が覚めていましたか？」という質問には、掛け算をして、10分から20分のうち合計このくらい目が覚めていただろうという"感覚"にしたがって書いてください。

Q4 昼寝はどうやって記録すればいいですか？ また、横になって休んでいるけれど実際は眠っていない場合はどうしましょう？

A4 実際に眠ってしまっている場合は、睡眠日記の項目⑨に書いてください。眠ったか眠らなかったか不確かなときは、眠ったものとして記録してください。

2 昨晩の睡眠を振り返り、睡眠日記をつけてみる

それでは、昨晩の睡眠日記をつけてみましょう。わかりにくければ26〜27ページのQ&Aをもう一度見直してください。1日分だけでなく、さらにその前夜（一昨晩）の分も、その右隣に覚えている範囲でつけて練習するとよいでしょう。

3 睡眠サマリーを計算する

次に、睡眠サマリーを計算してみましょう。1日の睡眠日記の下に書いていきます。

> **1 総臥床時間**（分）
> 寝床にいた時間「②今朝、何時に床から出ましたか？」から「①昨晩、何時に床に入りましたか？」を引いた時間

夜中、横になっていた時間だけでなく、起き上がっていた時間も含めます。「時」間ではなくて「分」で計算します。夜0時前に寝たのなら、0時を基準に「0時の前に何分、0時のあとに何分」と計算し、足し算するとわかりやすいでしょう。たとえば22：30に寝て5：30に起きたのなら、

0時までは1時間30分→60×1＋30＝90分

0時からは5時間30分→60×5＋30＝330分

これらを足すと90＋330＝420分、となります。ここには昼寝は入れません。

> **2 総睡眠時間**（分）
> 　**1** 総臥床時間 −（上の質問③＋上の質問⑤）

　実際に眠っていた時間を計算します。ここには昼寝は入れません。

> **3 睡眠効率**（%）
> 　**2** 総睡眠時間 ÷ **1** 総臥床時間×100

　横になっていた時間のうち、どのくらいの割合で実際に眠れていたかを示します。第2週以降はこの数字をもとに睡眠スケジュールをたてていくので、とても大事な数字です。

　あとからまた確認しますが、毎日起きてから時間がたたないうちに、前夜の睡眠を記録する習慣をつけてください。

4 「睡眠環境チェックリスト」をつける

　次は、ご自分の睡眠環境をチェックしてみましょう。次ページや巻末の「睡眠環境チェックリスト」のそれぞれの質問で、当てはまるものに〇をつけていってください。あまり深く考え込まず、直感的につけるのがよいでしょう。

❖睡眠環境チェックリスト　　　（記入日　　年　　月　　日）

下記の質問にどれくらい自分が当てはまるか、お答えください。

質問	その通り	そうではない	どちらとも言えない
①週に3回以上運動（1回30分以上）をしている	その通り	そうではない	どちらとも言えない
②カーテン、ブラインド、雨戸などのおかげで、朝日が昇っても部屋の中は暗い	その通り	そうではない	どちらとも言えない
③夜間、寝室は静かで、家の前の道路や隣家から物音がめったに聞こえない	その通り	そうではない	どちらとも言えない
④暖房の音や床を歩く音は気にならないくらい小さい。このような音によって起きることはない	その通り	そうではない	どちらとも言えない
⑤ペットが、自分の寝つくのをじゃましたり、夜起こしたりすることはめったにない	その通り	そうではない	どちらとも言えない
⑥一緒に寝室で寝ている人の動き（読書、身動き、布団をとってしまう〈一緒の布団に入っている場合〉、いびきなど）によって、自分の睡眠が妨げられることはめったにない	その通り	そうではない	どちらとも言えない
⑦子どもが夜やっていることで、自分の睡眠が妨げられることはめったにない	その通り	そうではない	どちらとも言えない
⑧自宅は安全である．家族、ペット、戸締り、警報装置、隣の人などのおかげで、自分は自宅の安全性について心配になることなく夜は快適に過ごせる	その通り	そうではない	どちらとも言えない
⑨敷布団、マットレス、枕が自分にとってぴったりになるようにお金をかけたことがある	その通り	そうではない	どちらとも言えない
⑩すきっ腹で寝たり、または逆におなかいっぱいの状態で寝たりすることはほとんどない	その通り	そうではない	どちらとも言えない
⑪コーヒーなどカフェインの入ったものを夜に飲むことはない	その通り	そうではない	どちらとも言えない
⑫夕食後や寝る前にお酒を飲む習慣はない	その通り	そうではない	どちらとも言えない
⑬夕食後や寝る前にタバコを吸う習慣はない	その通り	そうではない	どちらとも言えない
⑭寝室で次のこと（○をつけてください）のどれかをやることもあるが、やっても週に2日以下である ・何かを計画する ・昼間のことを思い出す ・問題をどうやったら解決できるか考える	その通り	そうではない	どちらとも言えない
⑮夜中に起きても時計を見ない	その通り	そうではない	どちらとも言えない

さて、いかがでしょう。できるだけすべての質問項目に答えるようにしてください。

5 「健康な睡眠のための10か条」を読んで理解する

次に、「健康な睡眠のための10か条」（32ページ）にもまとめてありますが、このプログラムでお勧めする良い睡眠のための環境を見てみましょう。

①睡眠時間は人それぞれ。翌日の昼間に眠気で困らなければ、それで十分

人によって必要な睡眠時間は違います。長い時間が必要な人もいますし、短時間で足りる人もいます。季節でも変化します。8時間にこだわらないようにしましょう。

それに、人間は歳をとるにつれて必要な睡眠時間は短くなります。赤ちゃんはたくさん寝ますが、小学校、中学校と年齢が上になると睡眠時間は減るでしょう。歳をとってくると、もっと短くなります。だから、若い頃と同じ時間だけ眠るのを目標にしてはいけません。昼間に眠気がなければ大丈夫。その程度眠れれば十分健康だといえます。

②定期的に運動しよう

運動は睡眠の質を変えることが知られています。毎日運動すると早く寝つけるようになるとか、より長く眠れるようになるとかは、科学的に証明されているわけではありませんが、睡眠の構造が変わることははっきりしています。基本的に、運動するとより早く深い

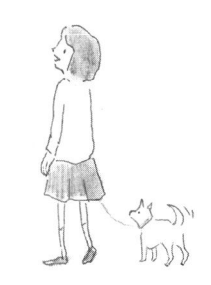

❖ 健康な睡眠のための10か条

① **睡眠時間は人それぞれ。翌日の昼間に眠気で困らなければ、それで十分**
睡眠時間には個人差があり、年齢によっても変化します。昼間の眠気がなければ睡眠時間を長くすることにこだわらないようにしましょう。

② **定期的に運動しよう**
寝る前の2時間は運動を避けたほうがよいですが、それ以外の時間に、運動のスケジュールを入れましょう。運動すれば寝つきやすくなり、睡眠が深いものになります。

③ **寝室を快適にして、光や音が入らないようにしよう**
明るすぎたりうるさかったりすると、目が覚めてしまったり睡眠の質が落ちることがあります。真っ暗で騒音のない環境が望ましいのです。じゅうたんを敷いたり、カーテンを変えたり、時にはアイマスクや耳栓もよいかもしれません。

④ **寝ている間、寝室を快適な温度に保とう**
暑すぎたり寒すぎたりすれば、睡眠の妨げとなります。

⑤ **規則正しい食生活をして、すきっ腹で寝ない・寝る前には水分をとりすぎないようにしよう**
空腹で寝ると睡眠は妨げられます。睡眠の前に軽食（とくに炭水化物）をとると睡眠の助けになります。脂っこいものや重いものは、寝る前の2時間は避けましょう。また、寝る前の水分の摂取量を減らせば、夜中トイレに行く必要は減るでしょう。

⑥ **カフェインの入ったものは午後3時を過ぎたらとらないようにしよう**
カフェインの入った飲料や食べ物（コーヒー、紅茶、緑茶、コーラ、チョコレート）は朝なら覚醒作用がありますが、昼過ぎだと寝つきが悪くなったり、夜中に目が覚めやすくなったり、睡眠が浅くなったりします。

⑦ **寝る前の2時間や夜中はアルコールはとらないようにしよう**
夜の緊張しているときにアルコールを飲めば寝つきやすくなるかもしれませんが、夜中に離脱症状で目が覚めやすくなります。

⑧ **寝る前の2時間や夜中は喫煙を避けよう**
ニコチンには精神刺激作用があります。

⑨ **昼間の悩みを寝床に持っていかないようにしよう**
悩んだり翌日の計画をたてたりするのは、寝る前や寝てからはやめましょう。不安な状態で寝ても寝つけず、浅い眠りになります。夜中に悩みを思いついたら、メモして翌朝考えましょう。

⑩ **眠ろうとして頑張らない・夜中に時計を見ないようにしよう**
リラックスしていない状態では眠れません。眠ろうと頑張っても、状態は悪くなるだけです。

眠り（睡眠の第三相や第四相、あるいは徐波睡眠と呼ばれます）が得られ、また、より深くて長い睡眠が得られるようです。

　また、運動自体が睡眠に影響するのではなく、むしろ体温を変えることで睡眠に影響している可能性があります。運動すれば、体温は上がります。人間の体には体温を一定にしようという働きがあるので、汗を出して急激に体温を下げ、いつもの体温に戻そうとします。**体温が下がるときには眠りやすくなる**ので、運動してからしばらく時間がたつと睡眠が促進されるのです。

　逆にいえば、寝る前の２時間以内に運動すると、まだ体温が高い状態で寝ることになり、寝づらくなります。同様に、運動以外に体温を上げるような活動、たとえば熱いお風呂に入るなども、寝る1.5時間から２時間以内にはしないほうがいいのです。

③寝室を快適にして、光や音が入らないようにしよう

　大事なポイントです。「小さな音や光であれば寝つきにも問題ないし、寝てから途中で目が覚めることもないはずだ」と思っていませんか。これは10代や20代の若い頃ならその通りかもしれませんが、歳をとってくると、小さな音や光でも睡眠の妨害になりうるのです。自分で考えているよりも、はるかに大きく妨害しているものです。

　空港の近くに住んでいる人を対象に、睡眠中の脳波を調べた実験があります。この研究では、対象となった人たちは「眠っていて飛行機の音にはまったく気づかなかった」と報告しましたが、脳波上では飛行機が通るたびに脳の活動が記録されていました。このことは、眠った気になっていても光や音があると脳は十分

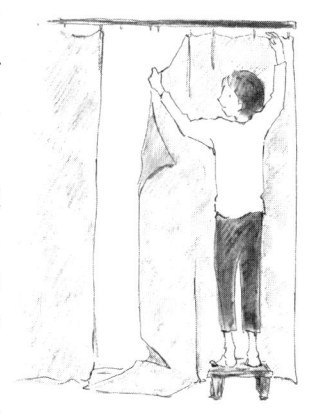

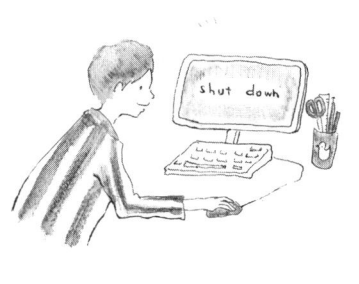

に休めず、昼間の眠気や疲れがとれない可能性があることを示しています。

ですから、**寝室の音や光はシャットアウトするほうがいい**でしょう。太陽が昇ってからも部屋は暗いですか？　もしそうでなければ、**遮光効果の高いカーテン**に変えるとか、飛行機の中などで使う**アイマスク**をつけて寝るようにしてもいいかもしれません。実は私もアイマスクを使っています。

窓を閉めても道路を走る車の音や隣家の音が聞こえてしまいますか？　そういう場合は窓を**二重窓**にするとか、**耳栓**を使うとかを考えたほうがいいかもしれません。アイマスクも耳栓も最初の数日間はうっとうしく感じますが、1週間も使えば慣れてくるものです。

眠りに誘う音や波の音などのＣＤも売られていますが、先の空港の実験でもおわかりの通り、小さな音でも脳は反応してしまいます。良い睡眠環境を整えるためには、音が出るものはできるだけなくしてしまうほうがいいのです。

④寝ている間、寝室を快適な温度に保とう

暑いよりも**寒いほうが睡眠には向いて**います。体温は一日のうちで変動します。一日のうちで体温が最も下がるときに寝床に入るのが望ましいでしょう。

もちろん、寒い環境は睡眠に役に立つといっても、寒すぎないことが大事です。やや寒いけれど、掛け布団を何枚か使って暖かいくらいがベストの温度環境です。

⑤規則正しい食生活をして、すきっ腹で寝ない・寝る前には水分をとりすぎないようにしよう

空腹だと眠りは妨げられます。**寝る前の軽食**、とく

に**炭水化物**は睡眠を助けます。といっても、胃もたれするような脂っこい食べ物は避けるべきですし、カフェインの入っているものもやめましょう。

また、夜に水分をとりすぎると、トイレに行きたくなって夜中に目が覚めてしまうかもしれません。寝る前の2時間以内は、飲んでよい水分はコップ1杯くらいまで、といわれています。

⑥カフェインの入ったものは午後3時を過ぎたらとらないようにしよう

これは睡眠についていろいろいわれているなかでも、最も本当らしく、しかし最もあやしい説かもしれません。ただ、神経を興奮させる作用は間違いなくあるので、寝る前のコーヒーは問題だと思います。

カフェインは逆にうまく用いれば不眠の治療に役立てることもできます。たとえば朝コーヒーを飲めば、睡眠不足からくる眠気に立ち向かう大きな助けになるかもしれません。また、午後の早い時間に飲めば、ちょうど寝床に入る時間にカフェインの覚醒作用が切れて、眠気に誘われるかもしれません。

コーヒーを治療に使うときに問題となるのは、「どれくらいの量を、何時にとればいいか」ということです。これを決めるのは簡単ではありません。自分のカフェインへの反応性、体の代謝能力、カフェインの種類などをよく考えて、実験を繰り返して決めることになるでしょう。それはなかなか難しいので、このプログラムでは、カフェインをとるなら一日の早い時間だけにするようにお勧めします。

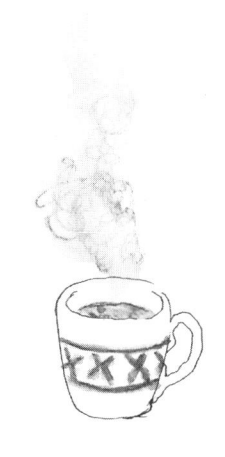

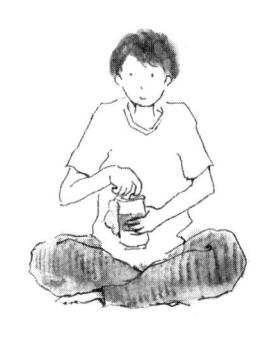

⑦寝る前の２時間や夜中はアルコールはとらないようにしよう

　寝る前にお薬を飲んでいる方だと、アルコールはとらないように主治医の先生から言われていると思います。アルコールはカフェインと同じく、扱いがとても複雑です。

　アルコールは最良の睡眠薬とも、最悪の睡眠薬ともいえます。一日の最後に気持ちがリラックスできない人や、夜にイライラしたり感情的になりやすい人は、アルコールによってリラックスでき、寝つきが良くなるかもしれません。

　でも、「アルコールによって得られたものは、アルコールによって奪われる」といいます。アルコールは体から比較的早く抜けるので、離脱症状が生じ、それが不安や不眠につながります。また脱水状態を作るので、のどが渇いて夜中に目が覚めてしまうかもしれません。

　寝つくためにアルコールをとるのは賭けのようなものです。寝つきはよくなっても、夜中に目覚めやすくなっては困ります。このプログラムでは、ふだんお酒を飲む習慣がある方でも、寝る前の２時間は飲まないように勧めます。

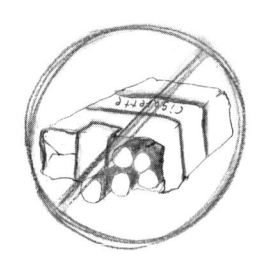

⑧寝る前の２時間や夜中は喫煙を避けよう

　カフェインと同様に、ニコチンには神経を刺激する作用があります。ですから寝る前に吸うと寝つくのが難しくなります。また、ニコチンもアルコールと同じく離脱作用をきたすことがあり、寝る前に吸えば夜中に起きてしまうこともあるでしょう。

⑨昼間の悩みを寝床に持っていかないようにしよう

　これは当たり前に聞こえるかもしれませんが、ちょっとここで考えてみましょう。

　ご存じのように睡眠とはそれほど単純なものではありません。一般的に、睡眠には眠ってから目が覚めるまでの間に5段階あり、それぞれ第1相、第2相、第3相、第4相、REM（レム）睡眠、と名づけられています。第1相から第4相までをまとめて「non-REM（ノンレム）」睡眠といいます。REM睡眠のときは頭が活発に動いていて、それが夢に関係しているということをご存じの方も多いでしょう。

　ですが、REM睡眠に続いて10秒間から90秒間ぐらい目が覚めているということをご存じでしょうか？よく眠れる人は、この短い時間に目が覚めたことを認識もせず、朝になっても覚えていません。逆に夜中に何度も目が覚める人は、これをよく認識し、朝になってもよく覚えている人といえます。

　ここに、昼間の悩みを寝床に持っていくことの問題があります。REM睡眠では脳は非常に活発に働いていて、この直後の目が覚めているときもやはり脳の活動は活発です。ということは、一晩に4回から5回は、「本格的に起きてしまうきっかけ」があるということになります。

　もしあなたが「昼間の問題を寝床に持っていった」ら、一晩に4回から5回、その問題を考える機会を持ってしまいます。悩んで不安になったら眠れないのは当たり前です。眠るためにはそんな問題は考えないほうがいいのは明らかでしょう。

　それとは別に、そもそも夜中にあれこれ悩むことに意味があるのかという問題があります。時間神経心理

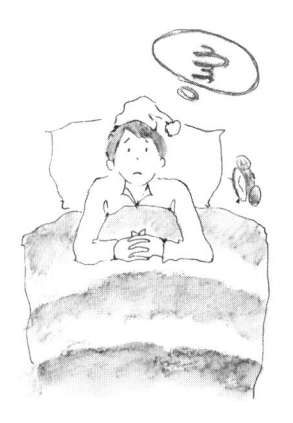

学と呼ばれる学問には興味深い研究結果がいくつもありますが、その1つは「何かを考える能力は一日中一定ではなく、時間によって大きく違う」というものです。

実は、脳は睡眠によって全体が同時に眠りにつくわけではなく、脳の一部は他の部分が寝ついているときでも多少起きています。**脳の中で真夜中にぐっすり眠っている部分は、実は物事を論理的に考える部分**です。この部分がうまく機能していないときは、ちょうど酔っぱらった状態と同じで、いくら悩みを解決しようとしても、空回りしてしまうだけなのです。つまり、**夜には考える能力が落ちている**ことがほとんどなので、良い結論が出るわけがないのです。これが「昼間の悩みを寝床に持っていかない」ということのもう1つの理由です。

眠ろうとして横になっているときや夜中に起きてしまったときは、寝床の中で問題の解決法を考えたり、あれこれ心配したりしないでください。こうした状況を避けるためには、寝床につく前に、翌日に考えるべき問題をリストにして書き出しておくのがよいでしょう。もし夜中に目が覚めて何か問題を思いついてしまったら、寝床から出てリストに加え、それ以上は考えないようにしてください。

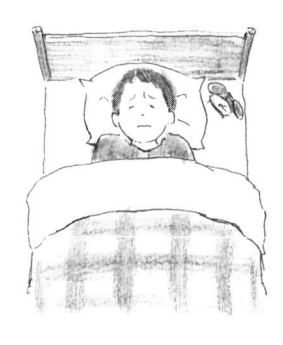

⑩眠ろうとして頑張らない・夜中に時計を見ないようにしよう

これは大事なルールですが、守るのはそう簡単ではありません。自分自身に「平和な気分でリラックスしろ」と命じて、すぐそうなれる人はまれでしょう。何かをしたいのにそれを「意識しないでいる」などということは、どう考えても無理があります。

不眠に悩む人たちがこう言われるのをよく耳にします。「眠ろうとして頑張ったんだけど……」。考えてみれば、頑張ることは、これからリラックスして眠りに入ることとは矛盾しています。自分の考えが何かに集中して「頑張っている」状態では、何も考えないでリラックスすることはできないからです。

もう1つ、大事なことがあります。夜中に時計を見ると、どうなるでしょう。まだ夜中の早い時間なら「早く寝なければ」と焦るでしょうし、朝起きる時間に近ければ「もう少し眠らなければ」と、やっぱり焦るのではないでしょうか。たとえ時計を見ても不安になったりイライラしたりするだけですし、不安やイライラは不眠にとって「火に油」のようなものです。

目覚ましをセットしさえすれば、夜中に今何時かを知る必要などありません。目覚まし時計を準備して起床時間にアラームが鳴るようにセットし、あとは時計を寝床の下に置くとかひっくり返すとかして、見えないようにしましょう。携帯電話や夜に光る壁掛け時計なども、夜中は見えないところに置いておいたほうがいいでしょう。

> 睡眠はサーフィンにたとえられることがあります。サーフィンでは道具を揃えて準備しますが、結局海に入ったら沖まで行って波を待つだけです。波に「早く来い」とも言えません。波が来たときそこにいて、タイミングよく乗るだけです。睡眠も同じで、準備万端整えて、波が来たら乗るだけです。サーフィンではボードや水着を準備して、波が来る時間を見計らって海に出ていきます。さて、あなたの睡眠ではどんな準備をし、どんなタイミングで寝床に行けばいいでしょうか。

6 「睡眠環境チェックリスト」で「そうではない」になった項目1つひとつについて、「健康な睡眠のための10か条」を参考に改善したほうがよい睡眠環境を具体的に考える

それでは、ご自分でつけた「睡眠環境チェックリスト」を見てみましょう。じつは、1つひとつの質問の真ん中（「そうではない」）に○がついていたら、その

項目について見直す必要があるかもしれません。リストはそのように作ってあります。「**健康な睡眠のための10か条**」と比較して、いかがでしょうか？　どの項目を直したほうがいいですか？　直したほうがよさそうな項目に○をつけてください。

7
できそうなものを1〜3個選び、睡眠日記の一番下に書いておく

　さて、睡眠の環境を整えるためにできそうな項目を選んでいただきましたが、これらすべてを今晩からやってみるのは大変かもしれません。それでも、このうち1つや2つなら「すぐにできるかな」と思われたのではないでしょうか。

　このプログラムは、自分で自分の治療をおこなって実際に不眠の問題を解決するのが目標なので、今日からできることを**宿題**としてやっていただきたいのです。たとえば、明け方になると寝室が明るくなってしまうのなら、今からアイマスクを買いに行って今晩からつけます。夜中目が覚めるたびに時間を見てしまう人は、目覚まし時計を準備して手の届かないところに置いて寝ることから始めてもよいでしょう。

　今日から宿題としてできそうなものを2〜3個選んで、その項目を二重丸で囲んでください。そして、睡眠日記の一番下の「今週の目標」の③以降にそれを書いておきましょう（①と②は今週使いません）。それも睡眠日記の1項目として、毎朝できたかどうかをチェックし、「○」「△」「×」のいずれか1つを書き込んでください。

> 改善目標を睡眠日記の一番下に書き入れる

8
「宿題」の支障となりそうなものを考え、その対策をたてておく

　さて、これでこのプログラムを始めてもらう準備ができました。今週は宿題として毎日次のことをやってみましょう。

> 📎 宿題
> ①睡眠日記を毎朝つけ、その日の睡眠サマリーを計算する
> ②睡眠日記の一番下の段に書いた「睡眠環境」の"改善したほうがよい点"について、その晩にできたかどうか、「○」「△」「×」を書いておく

　ここでもう一度、こうした宿題をやるのに、何か問題になりそうなものはないか考えてみましょう。もし朝起きてすぐだと出勤の準備や家事で忙しいのであれば、いったん職場に着いてからとか、ご家族を送り出して一息ついてからにしてもいいでしょう。ただし、**今日から8週間は毎朝**必ず**睡眠日記**をつけていただきたいので、習慣にしてしまう工夫が必要です。何か朝の用事とくっつけてつけるようにするとか、自宅の目につく場所に置いておくとか、ご家族に毎朝「日記つけた？」と声をかけてもらうとか、ご自分なりに工夫をしてみてください。

　さあ、それでは1週間頑張ってください！

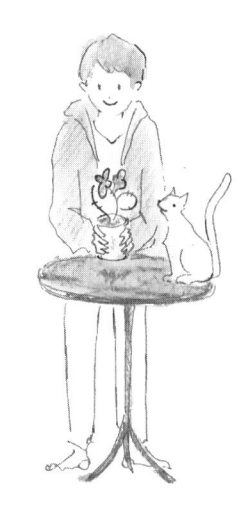

第2週

睡眠のスケジュールを作る

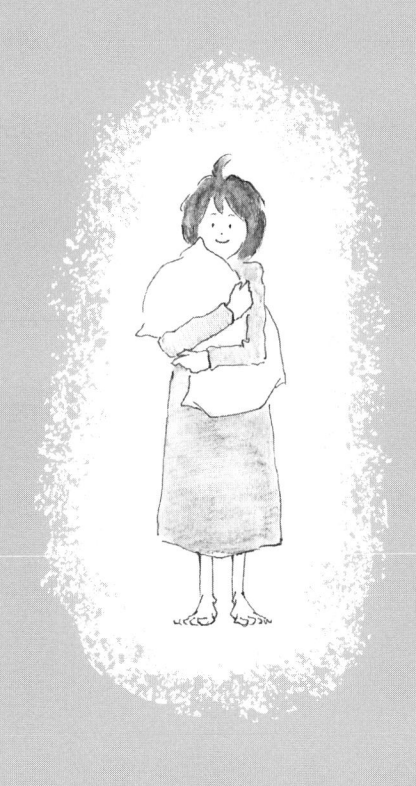

第2週
睡眠のスケジュールを作る

今日すること

1. 睡眠日記を復習して、睡眠の環境を整えるためにできることを考えて、睡眠日記の「今週の目標」に書いておく
2. 「睡眠日記」と「睡眠サマリー」が毎日書かれているか確認し、睡眠日記の「今週のまとめ」を完成する
3. 不眠の行動モデルを学び、自分自身の不眠ではこれらの因子は何にあたるか考える
4. 「睡眠力」を高める要素について学ぶ
5. 「刺激コントロール法」と「睡眠制限法」を学ぶ
6. 「良い睡眠スケジュールを作ろう」を読んで、今晩からの睡眠スケジュールを作り、睡眠日記の「今週の目標」に書いておく
7. 睡眠スケジュールを守るために工夫することを考えて、「今週の目標」に書いておく
8. 今週の宿題をもう一度確認する

睡眠日記の復習と睡眠環境の調整
⬇
睡眠スケジュールの作成
⬇
今週の目標を書く

用意するもの

(1) このワークブック
(2) 「睡眠日記」（先週のものと空白のもの）
(3) 電卓
(4) 「不眠の成り立ち」(p.51)
(5) 「良い睡眠のための3要素」(p.56)
(6) 「良い睡眠スケジュールを作ろう」(p.63)

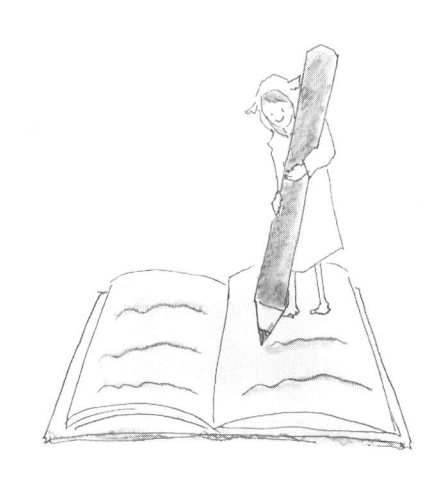

この1週間、よく頑張りましたね。睡眠日記をつけるのは思ったよりも大変だったのではないですか。今週はつけてもらった睡眠日記をもとに、いよいよワークブックの中心的な部分を勉強して、睡眠スケジュールを作成します。

1
睡眠日記を復習して、睡眠の環境を整えるためにできることを考えて、睡眠日記の「今週の目標」に書いておく

　まず先週睡眠日記に記録した睡眠環境の宿題を見てみましょう。できたものは今週もぜひ続けてください。できなかったものは、**できなかった理由**があるはずです。どんな理由でできなかったか、考えてみましょう。アイマスクや耳栓を使ってみたけれど朝起きたら取れてしまっていたから次の日からやめた、夕食のあと習慣でコーヒーを飲んでしまった、などはよくあるもっともな理由だと思います。ただ、今までと同じ生活をしていても不眠の問題は続いてしまうだけですから、これまで不眠で悩んできた期間と、ワークブックをやってみる8週間とを比べて、メリットとデメリットを考えてみましょう。

　「睡眠環境の宿題」は、一生続けなければならないわけではありません。正しい睡眠習慣が戻ってきて、とくに意識しなくてもできるようになるまでのわずか8週間です。

　できなかった宿題は、対策を考えた上で今週も宿題にすることをお勧めします。今日から1週間分の新しい睡眠日記を準備して、下の「今週の目標」にそれを

書いておきましょう。

　先週作った宿題がよくできていたら、今週は別の睡眠環境の問題を宿題にしてみましょう。こちらも同じように「今週の目標」に書いておいてください。

2 「睡眠日記」と「睡眠サマリー」が毎日書かれているか確認し、睡眠日記の「今週のまとめ」を完成する

　毎日つけて1週間分のデータがたまった睡眠日記を使って、あなたのこの1週間の睡眠をまとめて振り返りましょう。

　右端の「今週のまとめ」を計算します。電卓を準備してください。まず簡単なものから始めましょう。

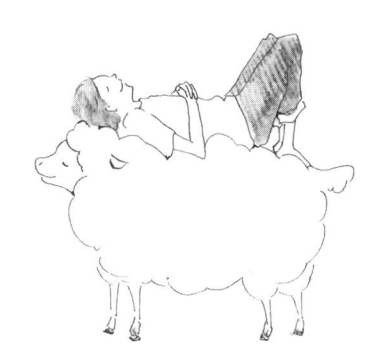

✎「今週のまとめ」を書きましょう

　入眠潜時（「③寝つくのにどのくらい時間がかかりましたか？」）、**入眠後覚醒時間**（「⑤夜中、全部でどのくらいの時間、目が覚めていましたか？」）、**入眠後覚醒回数**（④）、**総睡眠時間**（❷）、**総臥床時間**（❶）は、項目ごとに7日分のすべての値を足してからそれを7で割ることで、平均値を計算します。そのあと、**総睡眠時間**を**総臥床時間**で割って100をかければ、平均値の**睡眠効率**（❸）が計算できます。

　平均入床時間（「①昨晩、何時に床に入りましたか？」）と**起床時間**（「②今朝、何時に床から出ましたか？」）は少し難しいかもしれません。一番簡単な計算方法は、基準になる時間を決めてそこからどのくらい（何分）離れているか、1日1日を紙にメモしてからその平均をとり、最後に基準の時間に足したり引いたりして計算しましょう。

　たとえば、「**平均入床時間**」（①）は、まず毎日の床に入った時刻を午前0時から何分離れているか数え、メモしておきましょう。午後10時だったら−120（分）、午前3時だったら＋180（分）になります。これを1週間分メモしたら、全部を足して7で割ります。もし答えが−20（分）だったら、基準の時間を午前0時にした場合、「**平均入床時間**」は「23：40」になります。

　「**平均起床時間**」（②）も同じです。たとえば基準となる時間を朝7時にした場合は、午前10時なら＋180（分）、午前3時なら−240（分）となります。

☞ 1週間分の睡眠日記の記載例を、90〜91ページに入れておいたので参考にしてください。

こうした計算は、かなり面倒ですね。計算機など使わず当てずっぽうに書いていいのではないかと思う人もいるかもしれませんが、じつは正確に計算することがとても大事です。なぜなら、これをもとに今日からの睡眠スケジュールが決まるからです。当てずっぽうに書いてしまうと、きつすぎたりゆるすぎたりして、あまり治療効果のない睡眠スケジュールしか作れません。

さて「今週のまとめ」を書き終わったら、ここでいったん睡眠日記を眺めてみましょう。何か気がつくことはありますか？

きっと、睡眠時間は毎日同じではなく、日によって大きな差があることに気がつくでしょう。

それでも1週間を平均すると、あなたがどのくらいの睡眠時間を「作り出せる」かがわかります。これが現時点でのあなたの「**睡眠力**」、つまりあなたが作り出すことのできる平均的な睡眠時間です。

もう1つ、睡眠日記によって、あなたが**1日平均どのくらいの時間を寝床で過ごしたか**がわかります。寝床にいる時間が長いほど長く眠れると思っていたら、そういう日に限って睡眠効率が低くなっているのではありませんか？　一般的に、**寝床にいる時間が長いと、効率の低い質の悪い睡眠になることが多い**のです。

でも、眠れないにしても横になっていれば体は休めそうだし、眠れなくても横になっているほうがいいと思われるかもしれません。それに、眠くなったらすぐ眠れるように、眠れなくても寝床に入って何かしてきた方が多いのではないでしょうか。でもじつは、「眠れないのに少し休めるから寝床に長くいる」「眠れないので横になりながら本を読んだりする」のは、睡眠にとっては長い目で見ると良くないのです。

なぜなら、もっと長く眠ろうとして総臥床時間を増やすと、総睡眠時間は多少は増えるかもしれませんが、「寝床にいるのに眠れない時間」も増えることになります。その結果、眠れないままイライラしたり、明日のことを考えて不安になったりします。体は多少休めていても、これでは精神的休養はとれません。

　また、**総臥床時間を増やしてもその分だけ総睡眠時間が増えるわけではありません**。寝つきが悪かったり睡眠がコマ切れになったりして、睡眠効率が下がることになります。睡眠効率が下がると、睡眠の満足度や次の日の疲れ方に影響してきます。「眠れた！」という満足感が得られないのです。

　それではどうしたら睡眠の問題が解決するのか、考えていきましょう。

3　不眠の行動モデルを学び、自分自身の不眠ではこれらの因子は何にあたるか考える

①不眠度を上げる3つの要因

　次ページの図1を見てください。これはスピールマンという人が作った、不眠が起こるメカニズムを示したものです。不眠には「**不眠度**」のようなものがあって、「不眠度」が上がってある範囲を超えてしまうと不眠になります。そして「不眠度」には、準備因子、誘発因子、維持因子の3つが関係しています。

　準備因子とは、もともとその人に備わっている体質や性格、生活環境からくる不眠の原因です(a)。たと

えばお母さんやお父さんが不眠だったなどの遺伝的要素や、ものごとを考えすぎてしまう性格傾向などです。また、明るくないと眠れない人と同じ部屋に寝ていたり、仕事で早番・遅番があったりしても不眠度が増えます。ただし、準備因子だけで不眠が始まることはふつうありません。

不眠が始まるときには**誘発因子**が関係しています(b)。誘発因子は準備因子に上乗りし、「不眠度」を上げて不眠を引き起こします。さまざまなものが誘発因子になりえます。たとえば体の病気が急に悪くなったり、けがによる痛みもそうですし、よくあるのは心理的ストレスです。大事な試験が近づいてプレッシャーがかかっている、何か大きなことがあって悲しい気分になっている、などのストレスは誘発因子となります。また、子どもが生まれて夜中に面倒をみなければならなくなった、引っ越したアパートの隣人が夜遅くまでうるさいなどの生活環境の変化も誘発因子になります。

最後の**維持因子**とは、準備因子に誘発因子が上乗せ

睡眠時間のばらつきの理由
- 前の晩の睡眠はどうだったか
- 昼間、どのくらい光に当たったか
- 何時に何を食べたか
- 昼間に運動したか、夜に入浴したか
- 昼間に何時間起き続けたか　など

ばらつくのが当たり前なので、1日単位で一喜一憂するのではなく、週単位で見ていきましょう。

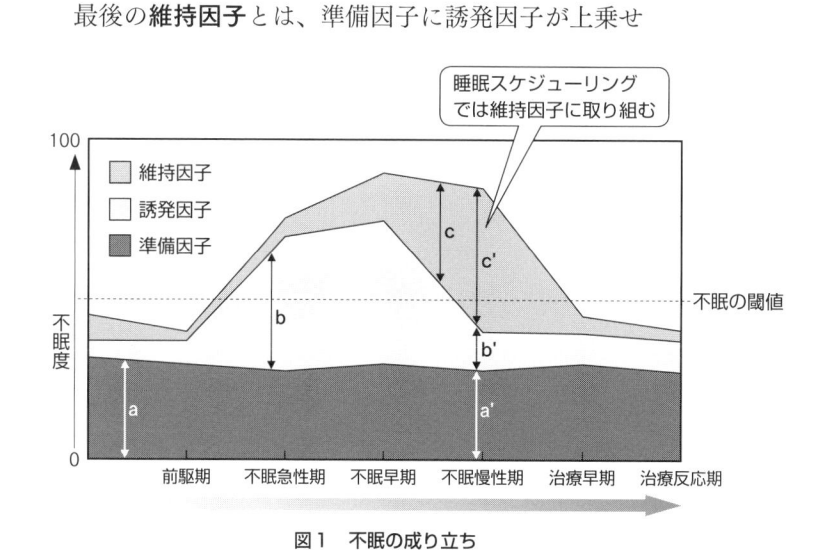

図1　不眠の成り立ち

されて一時的に不眠になったときに、ご自身がその不眠を解消しようとして始めた行動パターンのことをいいます(c)。図1にあるように、誘発因子はそんなに長く続くことはありません(b')。試験のプレッシャーが強くても試験はいつか終わるだろうし、何か大きな出来事があって悲しい気分が続いていたとしても、時間がたてば悲しみは癒えてくるでしょう。ただ、誘発因子がなくなっても維持因子があるために不眠が続いてしまうのです（a'+b'+c'）。

②なぜ不眠が続くのか？

では、自分がとった行動パターンでなぜ不眠が続いてしまうのでしょうか。

たとえば、眠れないから寝る前にお酒を飲む習慣ができたとしましょう。確かにお酒を飲むと寝つきはよくなるかもしれませんが、前回に勉強したように、お酒が体の中で分解される過程で目が覚めやすくなってしまいます。このことからも、**誘発因子がなくなっても維持因子があると睡眠の質が悪くなってしまうこと**がわかるでしょう。また、夜眠れないからといって夕方などに数時間仮眠する習慣がついたらどうなるでしょうか。あとから詳しく見ていきますが、やっぱり夜はそのぶん眠れなくなるでしょう。

では、寝床での睡眠以外の行動、たとえば早く寝床に入って眠くなるまで本を読む習慣や、週末に疲れを少しでも取ろうとして目覚めても10時くらいまで寝床にいる習慣ができたとしましょう。これらは維持因子といえるでしょうか？

じつはこれも重大な維持因子で、ここには

疲れていればいるほど、長く起きていればいるほど、夜には睡眠力が強くなります。

疲れた日にいつもより寝床に早く入ったり朝に遅く起きたりすると、その日は気分が良くても次の夜に眠れないかもしれません。これを繰り返すと、眠れる日と眠れない日が交替にくるという悪循環に陥ってしまいます。

> (1)寝床に長時間いること
> (2)寝床での睡眠とは関係ない行動

という2つの問題があります。

(1)寝床に長時間いること

先ほどの説明でおわかりでしょうが、長時間寝床にいても、精神的な休息は得られませんし、睡眠の満足度も下がってしまいます。

(2)寝床での睡眠とは関係ない行動

これが問題になるのは、別のメカニズムからです。

突然ですが、「パブロフの犬」というのをご存じですか？　犬は餌をあげるとよだれを垂らします。これは犬の性質なので当然です。また、鈴を鳴らすだけではよだれを垂らすことはありません。しかし、餌をあげるときにいつも鈴を鳴らすようにすると、鈴の音を聞いただけで犬はよだれを垂らすようになります。これは犬の中で餌と鈴の音が結びついたためで、心理学用語では「**古典的条件づけ**」と呼んでいます。

さて、これを不眠に当てはめてみるとどうなるでしょう。私たち人間も動物である以上、古典的条件づけは起こります。もし寝床に入ってからしばらく読書する癖がついたり、夜中に起きたらイライラしてしまう癖がついてしまったら、どうなるでしょうか。「明日は早く起きなければいけないから今日は読書をやめよう」「今日は夜中に考えごとをしないようにしよう」と思っても、寝床に入っただけで条件づけで「読書モード」「イライラモード」に陥り、なかなか眠れないことになってしまいます。

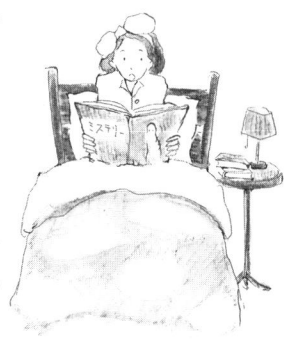

ではここで、あなたご自身にとっての準備因子、誘発因子、維持因子が何かを考えてみましょう。絶対の正解はありません。記入例を参考にして、思いつくまま、気軽に次ページの空欄に書いてみてください。

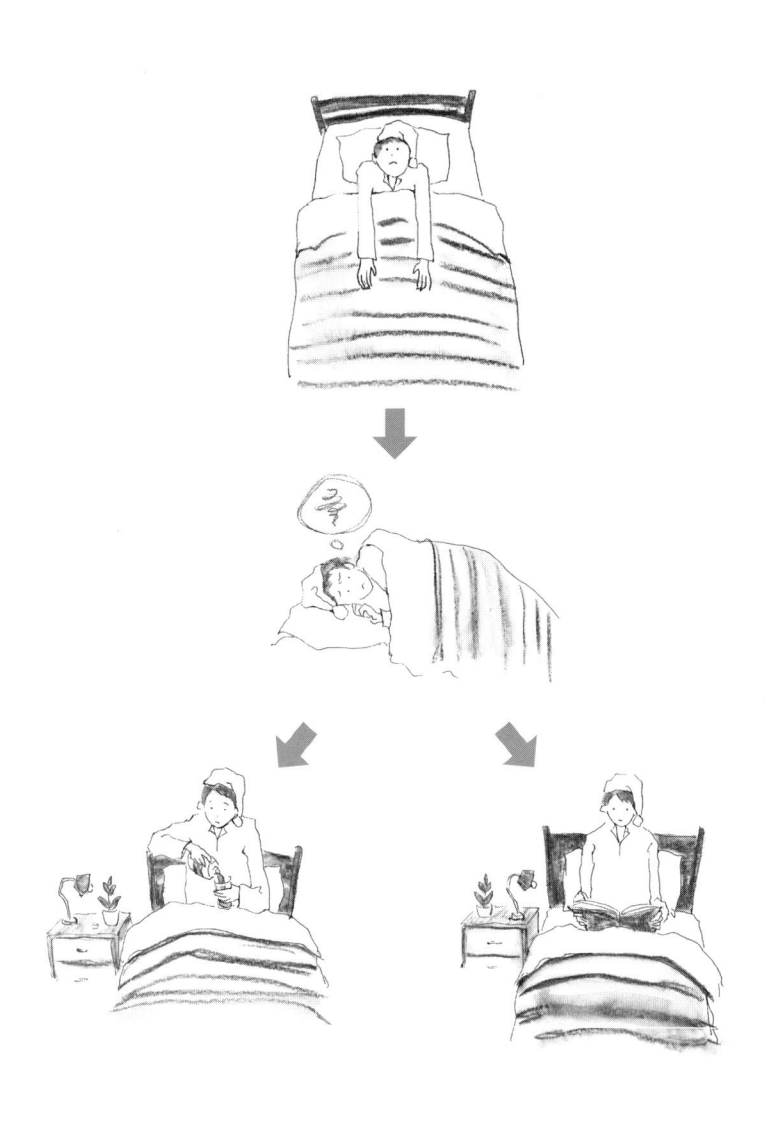

記入例

■ 準備因子：
- 母親が不眠だった。
- ものごとを考えすぎる性格だ。
- 週に2日、夜勤がある。

☐ 誘発因子：
- 膝の痛みがひどい。
- 子どもが生まれて、夜、何度も起こされる。
- 引っ越し先の隣人が夜中に騒ぐ。

☐ 維持因子：
- 寝る前にアルコールを飲む。
- 熱いお風呂に入る。
- 布団の中で音楽を聴く。

あなたの場合は？

■ 準備因子：

☐ 誘発因子：

☐ 維持因子：

4 睡眠力を高める要素について学ぶ

それでは、良い睡眠を得るためにはどうしたらよいか、考えていきましょう。まず今日からおこなうことは、**見つけた維持因子をやめていくこと**です。とくに「①寝床に長時間いること」のやめ方を**睡眠制限法**、「②寝室での睡眠とは関係ない行動」のやめ方を**刺激コントロール法**と呼びます。今日はこれを、「睡眠スケジュールをたてる」ことで実際に始めますが、その前に睡眠の質や量に影響する要素について、もう少し詳しく見ていきましょう。

良い睡眠を得るためには、睡眠に向かう力、「**睡眠力**」**を高める**ことが大事です。睡眠力には以下の3つの要素が関係します。

> (1) 睡眠環境・条件づけ
> (2) 体が状態を元に戻そうとする力(医学的には「ホメオスターシス」といいます)
> (3) 体内時計(医学的には「サーカディアン・リズム」といいます)

睡眠環境・条件づけ	体が状態を元に戻そうとする力	体内時計
・睡眠環境の調整（P.32の「健康な睡眠のための10か条」を参照） ・刺激コントロール法（P.58）	・刺激コントロール法（P.58） ・睡眠制限法（P.60）	・睡眠制限法

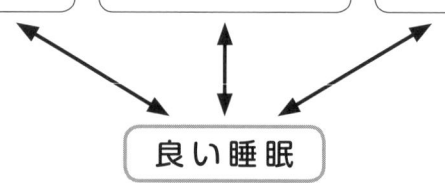

↓ ↓ ↓

良い睡眠

図2　良い睡眠のための3要素

- 「**睡眠環境**」については、第1週 (p.29) で取り上げましたね。「**条件づけ**」は先ほどの説明のように、寝床にいることが睡眠と結びつかず、睡眠とは関係のない他の活動や、眠れるだろうかという不安に結びついていることを指します。ですから、睡眠力を高めるためには寝床に睡眠だけを結びつければよいのです。
- 「**体が状態を元に戻そうとする力**」は、疲れて調子が悪くなると元の良い状態に戻ろうとする能力で、すべての生き物の体に備わっています。これを睡眠にあてはめると、起きている時間が長くなればなるほど睡眠力が強くなることを意味します。私たちが起きているとき、睡眠力は少しずつたまってきているのです。
- 「**体内時計**」とは生物学的なリズムです。お腹がすいたり眠くなったりといった生理的な変化は、ほぼ24時間サイクルで体に生じます。就寝時間や起床時間をしょっちゅう変えたり、突然昼寝をしたりすれば、このリズムが崩れてしまいます。逆に、睡眠を改善するためには、なるべく**決まった時間に寝て決まった時間に起きる**ようにすればよいのです。

5 「刺激コントロール法」と「睡眠制限法」を学ぶ

さて、睡眠力を高める要素がわかったら、睡眠力を上手に使って良い睡眠を得るための方法について考えていきましょう。ここで先ほどの刺激コントロール法と睡眠制限法の詳しい説明をします。じつは、**この2**

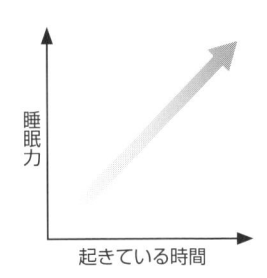

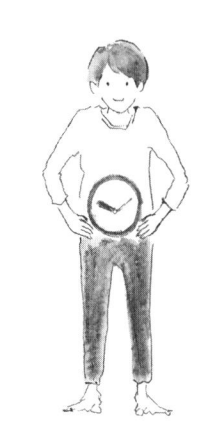

つの方法はこのプログラムで最も重要な部分です。十分理解するように頑張ってください。

①刺激コントロール法

刺激コントロール法を考えながら睡眠スケジュールを作り、実行すれば、先ほどの「条件づけ」と「体が状態を元に戻そうとする力」の2つの要素で睡眠力を高めることができます。つまり、**「寝床」と「睡眠」を強く結びつけて、寝床に横になったら自動的に眠くなるようにし、眠くないときは寝床で横にならないで**疲れをため、眠りやすくするのです。

具体的には次の3つを実行します。

⑴寝床では、睡眠以外の行動は避けよう
⑵睡眠中に約15分以上目が覚めてしまったら、寝床や寝室を出よう（時計を見ないでだいたいでけっこうです）
⑶眠くなったときだけ寝床に戻ろう

上の⑵と⑶は必要に応じて繰り返します。また、**睡眠がとれた・とれないにかかわらず、平日と休日とに関係なく毎日おこなうことが大事**です。

不眠の人はそもそも、睡眠刺激（寝床、寝室、寝るべき時間など）が眠気や睡眠につながりづらくなっているのです。刺激コントロール法では、まず条件づけによって寝床、寝室、寝るべき時間などの刺激が、睡眠以外の他の反応、とくに不眠をなんとかしようとして寝床や寝室で行う対処行動に関連づけられているのを修正し、**寝床や寝室と睡眠だけを結びつけるように**

します。

　さらに、**目が覚めたら早めに寝床を離れる**ことで、**体の疲れをため**、「体が状態を元に戻そうとする力」、つまり**睡眠力の一要素を高め**ます。いつまでも横になっていたら、この力は決してたまってこないでしょう

　刺激コントロールをしっかりやると、このようにさまざま方向から良い睡眠を得ることができます。

　次に、(3)のように、夜中に目が覚めて寝床から出たあと、何をすればいいか考えてみましょう。仕事や勉強をするのは避けたほうがいいでしょう。原則的には、**リラックスできることなら何でもいい**のです。雑誌を読んだりするのもいいでしょう。ただ、ソファに寝そべるのはやめましょう。その理由は、もしそのまま眠ってしまうと、ソファと睡眠が条件づけで結びついてしまう可能性があるからです。本来、睡眠と結びつけたいのは寝床なので、ソファで眠ってしまえば逆効果になることはおわかりでしょう。

　そして、**眠くなったら寝床に戻ります**。でも、せっかく寝床に戻っても、なかなか眠れなかったらどうしましょう。もう一度、寝床を出てください。最初の数日はヨーヨーのように寝床とリビングを行ったり来たりするかもしれませんが、このプログラムを進めるうちに効果があらわれ、その回数は必ず減ってきます。それを信じて頑張りましょう。

　ところで、ソファで横になってはいけない理由がもう1つあります。横になれば、体の疲れはいくらかとれるでしょう。でもそれでは、せっかく利用できる「体が状態を元に戻そうとする力」を使わないことになってしまいます。**ソファに座るのはかまいませんが、横**

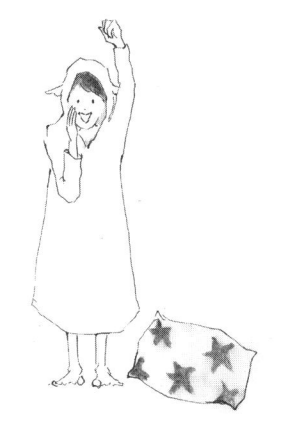

になるのはやめるべきです。最初の数日、場合によっては数週間苦労するかもしれませんが、頑張って実践を続けると、睡眠が改善し、体のだるさもとれるようになります。

最後に、第1週でやったように、**夜中に目が覚めても時計を見ないようにしましょう**。壁掛け時計をはずし、携帯電話も近くに置かないようにしましょう。

②睡眠制限法

睡眠制限法は、睡眠のスケジュールを作ってそれを守ることで、「**体が状態を元に戻そうとする力**」と「**体内時計**」の両方の要素から睡眠力を高めます。これによって寝つきと睡眠維持の両方に効果があります。

■ 睡眠のスケジュール

(i)「**寝床の中にいてもよい時間**」を決める……前の週の睡眠日記で求めた平均総睡眠時間に30分を足して、「寝床の中にいてもよい時間」を決めます。ただしこの時間が短すぎると疲労がたまるかもしれないので、6時間を切るようならば、「寝床の中にいてもよい時間」は6時間に設定しましょう。

> たとえば前の週の平均睡眠時間が6時間15分の人は、30分足すと6時間45分です。これが夜に寝床の中にいてもよい時間です。
> 起床時間が7時ならば、寝床に入る時刻は7時から6時間45分さかのぼった0時15分ということになります。

(ii)**起床時間を決める**……仕事や学校があって起きる時間が決まっている人はその時間、また、とくに起きる時間が決まってない人でも「この時間に起きられるようになったらいいな」という時間を決めましょう。

(iii)「**床に入る時間**」を設定する……起床時間から「寝床の中にいてもよい時間」分だけさかのぼって、「床に入る時間」を設定します。

これをおこなうと、ほとんどの方は、床に入る時

間が今までよりも遅くなってしまうでしょう。眠れていないのに今までより遅く寝床に入らなければいけないなんておかしい、と感じるかもしれません。でも、これこそ睡眠力を使う有効なやり方なのです。寝床に長く入っているというやり方では、睡眠はたいてい浅く、コマ切れになってしまっていたことを思い出してください。

■ どんな効果があるか

　睡眠制限法で寝床に入る時間を遅らせると、疲れがたまって**「体が状態を元に戻そうとする力」が利用できる**ようになります。その結果、睡眠を深く質の良いものにしていくことができます。また、こうした規則正しいスケジュールを続ければ、**「体内時計」のリズムに合わせて就寝時間になったら自然に眠くなるようにできる**のです。

　ただ、最初の1週間はふつう、床に入る時間が遅くなるため総睡眠時間が今までよりも短くなります。そのかわり、1週間の平均で見ると、床に入ってから眠れるまでの時間や夜中に眠れないでいる時間は、ほとんどの人で短くなるでしょう。

■ 睡眠スケジュールの調整

　この睡眠スケジュールは1週間そのまま頑張る必要がありますが、1週間たったら睡眠日記をもとにスケジュールを見直します。もしこの治療の効果が出て**睡眠効率が85％以上になっていれば、次の週は寝床にいる時間を30分増やします。寝床に入る時間を30分早め**てください。逆に睡眠効率が85％に達しない場合は、同じスケジュールをもう1週間続けます。

このように、**結果を見て睡眠の調節をしていくポイント**は次の3つです。

> (1) 曜日を決め、1週間ごとに睡眠日記の結果を見てスケジュールを決定する。
> (2) **睡眠効率85％以上**になって寝床にいる時間を増やす場合は、起きる時間を遅らせるのではなく**寝床に入る時間を早める。**
> (3) 最初は苦しく感じるかもしれないが、頑張った分だけ治療効果は上がると信じる。

私たちの研究では、最初の1～2週間はつらくても、このプログラムが終わる**4週間後にはほとんどの人で睡眠が改善し**、8週間続ければ効果はいっそう確かなものになります。とにかく最初の2～3週間、頑張ってみてください。

6 「良い睡眠スケジュールを作ろう」を読んで、今晩からの睡眠のスケジュールを作り、睡眠日記の「今週の目標」に書いておく

今まで書いたことは、次のページの「良い睡眠スケジュールを作ろう」にまとめてあります。

良い睡眠スケジュールを作ろう

1. 睡眠日記の、「実際に眠っている時間（総睡眠時間）」に30分足して「寝床の中で過ごすべき時間」を決めます
2. 「起床時間」を決めます。
3. 「起床時間」から「寝床の中で過ごすべき時間」を引き算して「寝床に入る時間」を決めます
4. 「寝床に入る時間」の前に寝床に入ってはいけません
5. 「寝床に入る時間」になったらいったん寝床に入ります。また目覚まし時計で「起床時間」にアラームをセットします
6. 寝床では眠ること以外はしません。読書、テレビ、食事、悩むことはしません。寝室も暗く静かにします
7. 横になって15分ほどたっても眠れなければ、起きて隣の部屋に行きましょう。そこで何かリラックスできるようなことをして、眠気をまた感じたときにだけ寝室に戻ります
8. 眠れなかったり、夜中に起きてしまったら、上の6と7を繰り返しましょう
9. 1週間の平均睡眠効率が85％以上なら、次の週は寝床に入る時間を30分早めます
10. 毎日「起床時間」には寝床を離れます。アラームで起きればいいので、夜中は時計を一切見ません
11. 昼寝はしません
12. このプログラムを平日・休日を問わず毎日続けましょう

> 「睡眠日記〔1週間記載例〕」（90〜91ページ）を例にしてみましょう。
> この方の「寝床の中で過ごすべき時間」は「総睡眠時間」の375分に30分を足して、405分（6時間45分）となります。
> また、この方は「起床時間（寝床から出る時間）」を6：30に設定しました。
> 「起床時間」から「寝床の中で過ごすべき時間」を引き算すると「寝床に入る時間」は23：45となります。

では、実際に睡眠スケジュールを作り、新しい（空白の）睡眠日記の「今週の目標」の1番と2番に書いてみましょう。

この課題を毎日続けるのは、かなり大変だと思います。とくに最初の1週間は、寝床に入っていてよい時間が短くなるので、朝起きるのがつらく、昼間も眠いかもしれません。

目標を達成するためには、以下のようなことを、あらかじめ考えておくことが必要です。

- 寝床に入ってよいと決めた時間まで何をするか
- 夜中に目が覚めたら寝床を出て何をするか
- 昼寝をしないようにするにはどうしたらよいか
- 設定した起床時間に確実に起きるためには何をするか

7 睡眠スケジュールを守るために工夫することを考えて、「今週の目標」に書いておく

①決めた時間まで起きている

たとえば、寝床に入ってよい時間が1時に設定されたとしましょう。夜中の1時まで起きているのはなかなか難しいですね。でも、頑張れば不眠から抜け出すことができるのですから、どうしたらそれが可能になるか考えましょう。

1つの答えは、**何をすれば長く起きていられるかを見つける**ことです。映画のビデオを見たり、新しいゲ

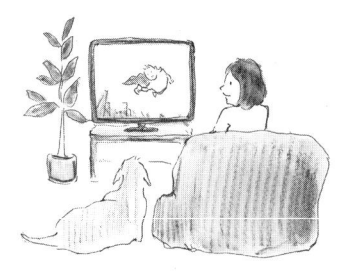

ームを買うのもいいでしょう。大事なのは、**楽しく時間をつぶせるものを選ぶこと**です。勉強したり、ふだん読まないような文学作品を無理に読んだりするのではなく、夢中になれるものを探しましょう。

　映画を見ていても、眠くなることはあるでしょう。でも、決めた時間までは目を覚ましておくことが大事です。椅子やソファに座るときは、横にならず、ちゃんと座るようにしましょう。眠ってしまう予防として、あらかじめ濡れタオルを手元に準備し、顔や首を拭いたり、冷たい水をちょっと飲んだりしましょう。

　「そんなの無理」と思われる方もいるでしょうが、この課題は短期間であることを思い出してください。睡眠が改善されれば、寝床にいる時間を延長できますし、夜もそんなに眠くならなくなります。

　ここで決めたことを「今週の目標」に書いて、できたときやそれをする必要がなかったときは、翌朝つける睡眠日記に○を、また、やる必要があったのにできなかったときは×をつけてください。

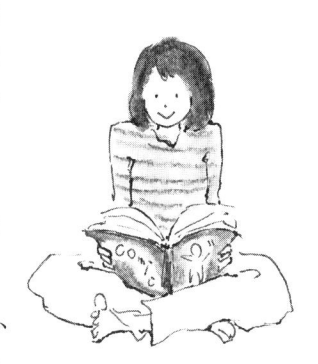

②夜中に起きたらすること

　夜中に目が覚めたら寝床から出て、別のことをする、そして眠くなったときに寝床に戻る。これが刺激コントロール法でしたね。そのときになって何をするかを考えるのではなく、**することを前もって決めておきましょう**。そのほうが寝床からも出やすくなります。

　①のときと同じで、なるべく頭を使わない楽しいことを選びましょう。ただし、体温が上がると寝つきが悪くなるので、運動は避けます。また、強い光に当たったり、お菓子を食べたり、アルコールを飲んだりす

> 頭を使わず楽しいもの、たとえば趣味の雑誌、マンガや絵本を読んだり、好きな音楽を聞くのもいいでしょう。夜中起きてから頭を使って考えないでもいいように、寝床に入る前に決めておきましょう。

るのも避けたほうがいいでしょう。

　ここで決めたことを「今週の目標」に書いて、できたときやする必要がなかったときは、翌朝つける睡眠日記に○を、また、やる必要があったのにできなかったときは×をつけてください。

③決まった時間に起きましょう

　このプログラムを実践している間は、朝の決まった時間に寝床から離れるように頑張ります。目覚ましが鳴ってもすぐに起きられなければ、起きる時間の10分前にセットした目覚まし時計と起きる時間ぴったりにセットした目覚まし時計を用意しましょう。あるいは、ご家族に起こしてもらうなどして、頑張って起きるようにしてください。

　条件づけと体内時計のことを考えて、休日にも同じ時間に起きることが必要です。何週間かたって睡眠が改善されたら、このルールをゆるめることができます。

　ここで決めたことを「今週の目標」に書いて、できたときやする必要がなかったときは、翌朝つける睡眠日記に○を、また、やる必要があったのにできなかったときは×をつけてください。

④昼寝はしません

　昼寝が睡眠力を弱くすることはすでに述べました。このプログラムをおこなっている間は、原則として昼寝はしないほうがよく、昼寝をしなければ早く良い睡眠を取り戻すことができます。でも、どうしても昼間眠くてしかたがないという人もいるでしょう。そんな

ときは、「ルール」を作れば昼寝をしてもOKです。

　ルールの1つめは、**昼寝をしても1時間以内にとどめる**というものです。ほどよいリフレッシュのためには**30分間がベスト**でしょう。ただし、昼寝といえども目覚まし時計を使って起きるようにしてください。

　ルールの2つめは、**昼間の早い時間にすること**です。午後の遅い時間に昼寝をすると、夜の睡眠力を下げることになります。少なくとも午後3時過ぎはずっと起きているようにしましょう。

　この項目も「今週の目標」に書いて、できたときやする必要がなかったときは、翌朝つける睡眠日記に○を、また、やる必要があったのにできなかったときは×をつけてください。

　このスケジュールをやってみるとわかりますが、とくに最初の1週間はつらいと思います。ただ、何日か続けていくと、寝つきが悪かった方でも最後には必ず夜に眠くなり、寝床に入るとすぐに眠れるようになります。時間と治療効果の関係を図示すると、次の洗濯ばさみのような感じになります。

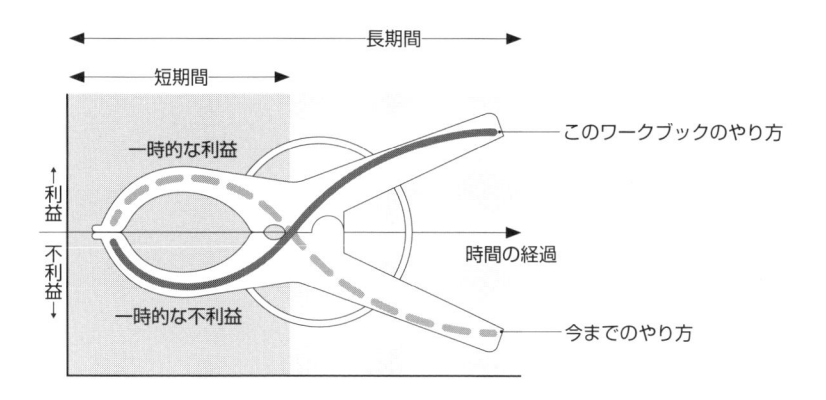

「今までのやり方」が、あなたの今までの睡眠です。昼寝をしたり、寝床に入っている時間が多ければ、図のように短期的には楽になるかもしれませんが、悪い睡眠の習慣がついてしまい、長期的に見ると損をすることになります。時間がたつと、不眠がどんどん身についてしまうからです。この治療では、短期的にはつらくても長期的には不眠の問題がなくなり、快適な生活が送れることを目標にしています。頑張りましょう。

8 今週の宿題をもう一度確認する

さて、今週はこれでおしまいです。宿題を確認しましょう。

> 📎 宿題
> ①睡眠日記を毎朝つけ、その日の睡眠サマリーを計算する
> ②睡眠日記の一番下に書いた「今週の目標」がその晩にできたかどうか、「○」「△」「×」で書いておく

第3週

睡眠スケジュールの調整

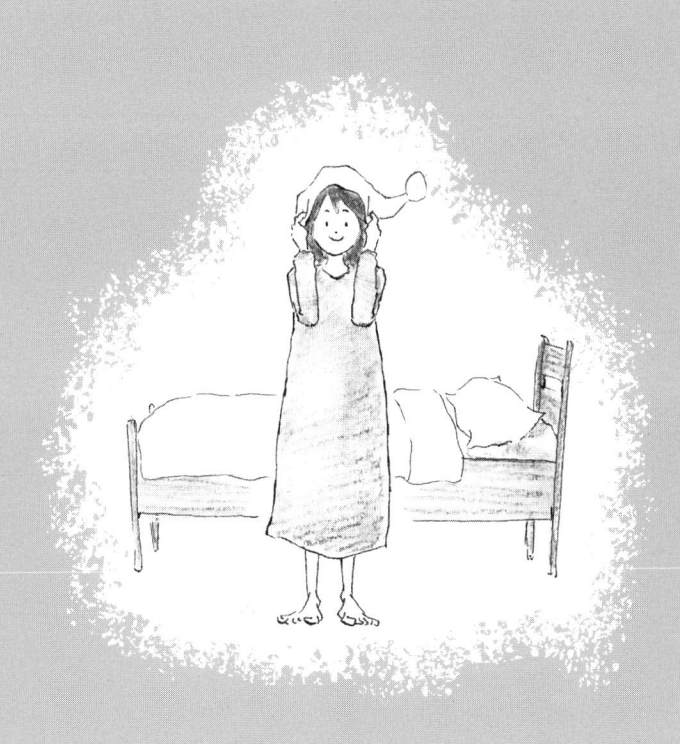

第3週
睡眠スケジュールの調整

今日すること

1. 「睡眠日記」と「睡眠サマリー」が毎日書かれているか確認し、睡眠日記の「今週のまとめ」を完成する
2. 睡眠スケジュールでできなかったところは、なぜできなかったのか、できるようにする工夫はあるか、それとも別の方法にするか、考える
3. 睡眠効率を見て、横になっている時間と寝床に入るべき時間の調節をする
4. 睡眠スケジュールを守るために工夫することを考えて、「今週の目標」に書いておく
5. 今週の宿題をもう一度確認する

```
睡眠日記を復習する
      ↓
睡眠スケジュールを調整する
      ↓
今週の目標を書く
```

用意するもの

(1) このワークブック
(2) 「睡眠日記」(先週のものと空白のもの)
(3) 電卓
(4) 先週も使った「良い睡眠スケジュールを作ろう」

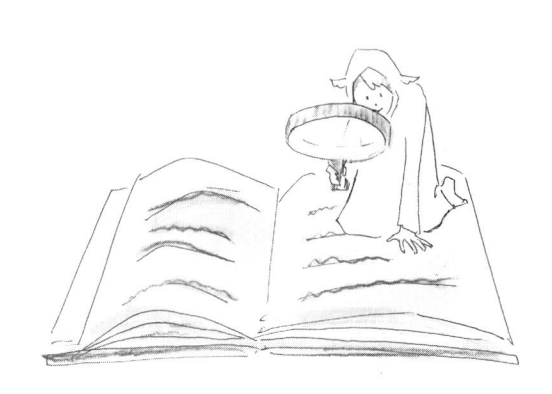

1
「睡眠日記」と「睡眠サマリー」が毎日書かれているか確認し、睡眠日記の「今週のまとめ」を完成する

　この1週間、睡眠スケジュールを守るのは、とても大変だったことでしょう。このワークブックでは、とくに第2週の1週間が大変なのです。よく頑張っていただいたと思います。それでは、睡眠日記の「今週のまとめ」を空欄がないように埋めてみましょう。もし書き方がわからなかったら、「第2週」を見直してみてください。

2
睡眠スケジュールでできなかったところは、なぜできなかったのか、できるようにする工夫はあるか、それとも別の方法にするか、考える

　全部が○ならば、あなたはとてもよく頑張ったのだと思います。ほかに、何か問題はなかったか確認してみてください。問題がなかったら、次の「**3** 睡眠効率を見て、横になっている時間と寝床に入るべき時間の調節をする」に進みましょう。迷うところが残っていれば、このページを読み進めてください。

　できなかったことがあっても、あなたが怠けていたわけではありません。**できなかった理由**があるはずです。なぜできなかったのかを考えましょう。とくに、第2週で勉強した「**刺激コントロール法**」と「**睡眠制限法**」は大変重要です。

　できなかった理由は、大きく分けて以下の3つに分

類できます。

> (1) やろうと思ったけれどやれなかった
> (2) やってみたけれどだめだった
> (3) やりたくなかった

以下、順番に見ていきましょう。

(1)「やろうと思ったけれどやれなかった」

　ワークブックの内容は十分理解していても、宿題をやれないままになっているというケースが、これにあたります。「今日はいいや。明日から始めよう」「もう夜12時だし、すごく眠い。もう少し起きていなければならないが、眠気がこんなに強いのだから今眠らなければ損ではないか」と思うかもしれません。

　ただ、今までこれでやってきて、不眠はどうでしたか？　第2週で出てきた洗濯ばさみの図のように、短期的にはうまくできていたように感じても、長期的には不眠の問題が長引いているだけだと思います。

　課題を守れなかったのは、眠くなったときや夜中に起きたとき、疲れや眠気のせいで判断能力が落ちたからかもしれません。負けないように頑張りましょう。

(2)「やってみたけれどだめだった」

　決めた時間まで起きていようと努力したけれど眠ってしまったとか、夜に目が覚めたとき室内が寒くて寝床から出られなかった、というケースがこれにあたります。

この場合は、もっと簡単にできる工夫を考えましょう。たとえば寒くて寝床から出られないのなら、軽い上着を着て寝るようにしてみましょう。また、室内がすぐに暖まるように、エアコンだけでなく電気ストーブも準備しておくなどの工夫もいいですね。
　目覚ましが鳴っても目が覚めない人は、枕元ではなく、いったん寝床から出なければ止められない場所に大きな音の目覚まし時計を置いておくのもよいでしょう。また、決めた時間の前に眠くなってしまう人は、足や手に冷たいものを巻くなど、より過激なやり方が必要かもしれません。そんなのばかばかしいと感じるかもしれませんが、この苦労は短期的なものです。長期的には不眠の問題が解決し、そんなことをしなくてもよくなります。短期間だけだと心得て頑張りましょう。
　新しい計画をたてたら、睡眠日記の「今週の目標」に書いておいてください。

(3)「やりたくなかった」

　ワークブックを実践すると、睡眠だけでなく生活習慣がガラリと変わります。「こんなのやっていられない」と思われる方もいるでしょう。ただ、私たちの研究では、うつ病で抗うつ薬や睡眠薬を飲んでいるのに長年不眠で苦しんでいた方でも、このワークブックのやり方で2人に1人はすっかり良くなり、そうでなくても不眠の問題はかなり良くなることが立証されています。
　このワークブックは基本的に8週間続けてもらわなければなりません。あなたは今まで、どのぐらいの期

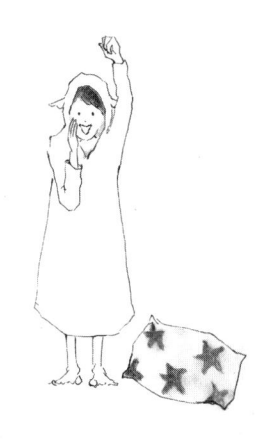

間、不眠に悩んでおられましたか？　たとえば2年間、週に4日不眠で悩んでいたとしたら、400日間も悩んでいたわけです。でも、このやり方ならば、4週間（30日弱）で目に見えた効果あらわれ、8週間（60日弱）で治療効果が十分にあらわれます。

　もちろん、ワークブックのやり方をしないで見送るという選択肢もありますが、あきらめずにもう1週間、試してみてください。

3 睡眠効率を見て、横になっている時間と寝床に入るべき時間の調節をする

　先週の「良い睡眠スケジュールを作ろう」にあったように、この1週間の平均睡眠効率を見て、今日からのスケジュールを作ります。

①睡眠効率が90％より大きい場合

　おめでとうございます！　まず今週は目標達成です。寝床に入るべき時間を30分早めて、総睡眠可能時間を30分延ばしましょう。

　じつは、ワークブックのもととなったスピールマンという人の提案した睡眠制限療法では、総睡眠可能時間を延ばすのは15分、つまり寝床に入る時間を15分早めるようにしています。15分なら、次の週の総睡眠時間が増えなくても睡眠効率が85％以下に落ち込むことはないからです。一方、このワークブックのやり方では調節を30分刻みにしています。そのほうが楽だからです。もし次の週、総睡眠時間は同じなのに睡眠効率

が85％以下になってしまうようなら、15分ずつで調節してもらってもけっこうです。

②睡眠効率が85〜90％の場合

この場合も合格です！　寝床に入る時間を30分早め、総睡眠可能時間を30分延ばしましょう。つらくなければスケジュールを変えなくてもかまいませんが、85％あれば合格です。

③睡眠効率が85％未満の場合

睡眠効率が85％未満の場合は、残念ながら目標に達したとはいえません。でも、がっかりしないでください。このスケジュールを続けていけば、だんだん良くなります。

今回は、スケジュールを変更しないでもう1週間続けましょう。これは、カロリー計算にもとづいてダイエットをしてもすぐには体重が減らないのと似ています。効果はちょっとたってから出てくるのです。

じつは本来のやり方では、この場合も総睡眠時間を15分短くする、つまり寝床に入る時間を15分遅らせるようにしています。このワークブックでは、あまりストイックにやりすぎて続かないと困るので、スケジュールは変更しないことにします。

4 睡眠スケジュールを守るために工夫することを考えて、「今週の目標」に書いておく

さて、これで今日から1週間の睡眠スケジュールができました。これを守るための工夫をもう一度考えて、今週の目標に書きましょう。睡眠環境で「できなかったもの」と「やり残したもの」も必ず書いてください。

5 今週の宿題をもう一度確認する

それでは、今週の宿題を確認しましょう。

> **宿題**
> ①睡眠日記を毎朝つけ、その日の睡眠サマリーを計算する
> ②睡眠日記の一番下に書いた「今週の目標」がその晩にできたかどうか、「○」「△」「×」を書いておく

今週も頑張ってください。短期的にはつらいですが長期的には必ず楽になる、ということを忘れないで！

第4週
睡眠スケジュールの調整、再発の予防、
全体のまとめ

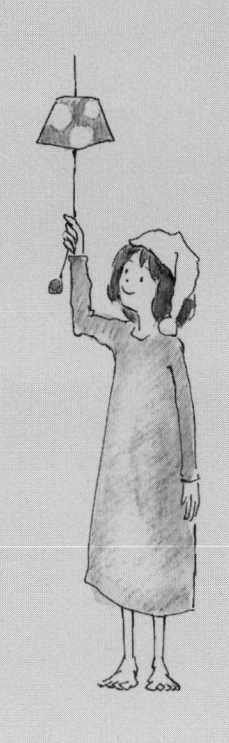

第4週
睡眠スケジュールの調整、再発の予防、全体のまとめ

今日すること

1. 「睡眠日記」と「睡眠サマリー」が毎日書かれているか確認し、睡眠日記の「今週のまとめ」を完成する
2. 睡眠スケジュールでできなかったところは、なぜできなかったのか、できるようにする工夫はあるか、それとも別の方法にするか、考える
3. 睡眠効率を見て、横になっている時間と寝床に入るべき時間の調節をする
4. 睡眠スケジュールを守るために工夫することを考えて、「今週の目標」に書いておく
5. 全体の復習。不眠の成り立ち (p.50〜)、睡眠力を高める3要素 (p.56)、「良い睡眠スケジュールを作ろう」(p.63) などを読み返す
6. 治療効果を保つために、今後も守るべき規則と、ゆるめてもよい規則を決める
7. 不眠が再発したときにやることを決める
8. 今週の宿題をもう一度確認する

睡眠スケジュールを調整する
↓
不眠の再発防止を考える
↓
今週の目標を書く

用意するもの

(1) このワークブック
(2) 電卓
(3) 「睡眠日記」（先週のものと空白のもの）
(4) 「再発防止のための2つの掟」

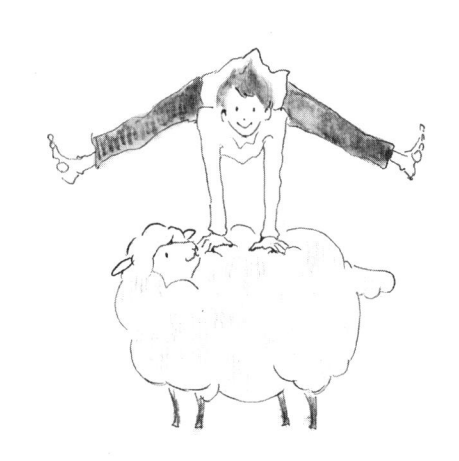

1〜4は、第3週と同じです。第3週のところを読み返してください。

1
「睡眠日記」と「睡眠サマリー」が毎日書かれているか確認し、睡眠日記の「今週のまとめ」を完成する（➡P.72）

2
睡眠スケジュールでできなかったところは、なぜできなかったのか、できるようにする工夫はあるか、それとも別の方法にするか、考える（➡P.72）

3
睡眠効率を見て、横になっている時間と寝床に入るべき時間の調節をする（➡P.75）

4
睡眠スケジュールを守るために工夫することを考えて、「今週の目標」に書いておく（➡P.77）

睡眠スケジュールの調整、再発の予防、全体のまとめ　**第4週**

5
全体の復習。不眠の成り立ち、睡眠力を高める3要素、「良い睡眠スケジュールを作ろう」などを読み返す

　第2週で勉強した「不眠の成り立ち」を復習しましょう。不眠には、準備因子・誘発因子および維持因子がありました。あなたの場合は何が原因だったでしょうか？

　また、「睡眠力」を高める3要素（p.56）を覚えておられますか？
　(1)睡眠環境・条件づけ
　(2)体が状態を元に戻そうとする力
　(3)体内時計
の3つでしたね。さらに、これら3つの要素を調整して睡眠力を高めるために、「睡眠環境の調整」「刺激コントロール法」「睡眠制限法」を使って睡眠スケジュールをたてました。それぞれ、わかりづらいところがあればもう一度テキストのその部分を復習しましょう。

6
治療効果を保つために、今後も守るべき規則と、ゆるめてもよい規則を決める

　このワークブックでは、睡眠日記をつけることを含め、学んだやり方を8週間続けていただくようにアドバイスしていますが、そのあとどうするかを、ここで考えたいと思います。

　治療がうまくいった場合は、やり続けなくてもよいことと、毎日やり続けたほうがよいことがあります。たとえば、睡眠が安定して睡眠スケジュールの調整も

終わったなら、睡眠日記はひとまず卒業でいいでしょう。また、週末だけは目覚まし時計を使わずにちょっと長く寝ていてもいいかもしれません。たてたスケジュールを一晩守っただけでは不眠が全快しないように、一晩スケジュールを守らなかったからといって、得られた治療効果が消えてしまうわけではありません。

ただし、**絶対守ってほしいこと**もあります。

第一に、夜中に目が覚め頭がさえてしまったときには、そのまま寝床に入っていないで、すぐに寝床から出て何か楽しいことをやりましょう。

第二に、遅く起きたり早く寝たりするのは週末などの決まった日だけにします。よく眠れなかったからといって、次の日に長く寝床に入っているのはやめてください。そんなことをしたら、急に不眠が再発しかねません。

7 不眠が再発したときにやることを決める

このワークブックで不眠が良くなったのなら、とても喜ばしいことです。ただ、不眠も他の病気と同じように、良くなっても再発することはありえます。一晩眠れないことがあっても問題はありませんが、眠れない夜が何週間も続いたり、ストレスが解決したあとでも不眠が続くようであれば、残念ながら再発したと考え、もう一度治療したほうがよいかもしれません。その場合どうすればよいか、考えておきましょう。

まず、やったことを思い出して、同じようにやってみることです。このときも睡眠日記をつけることをお勧めします。さらに改めて睡眠スケジュールをたて、

1週間ごとに睡眠スケジュールを調整していきましょう。
　治療効果を保つための大事なやり方を、「再発防止のための2つの掟」としてポスターのかたちで次のページに載せておきます。

8 今週の宿題をもう一度確認する

それでは、今週の宿題を確認しましょう。

> ✏宿題
> ①睡眠日記を毎朝つけ、その日の睡眠サマリーを計算する
> ②睡眠日記の一番下に書いた「睡眠環境」の"改善したほうが良い点"について、その晩にできたかどうか、「○」「△」「×」を書いておく
> ③睡眠日記は8週時点まで続け、毎週曜日を決めて睡眠スケジュールでできなかったところを復習する。また、睡眠効率を見て睡眠スケジュールを決め、「今週の目標」に書く

再発防止のための2つの掟

① 夜にいったん起きてしまったら、15分以上は布団の中で過ごさない（くよくよ・イライラはご法度。ただ目が覚めてしまっただけでも、布団から出よう）

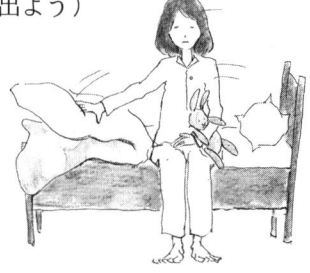

② 一晩眠れなくても睡眠不足をおぎなうことはしない（いつもより早い時間から寝ようとしたり、いつもより遅くまで寝ていたり、昼寝をしたりしない）

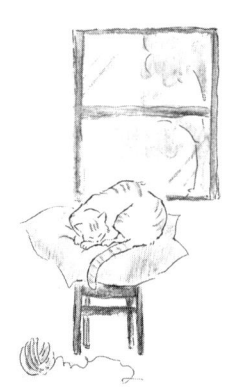

合い言葉は「**今晩が無理なら、明晩に**」。
今晩よく眠れなくても、明日はもっとよく眠れるでしょう。

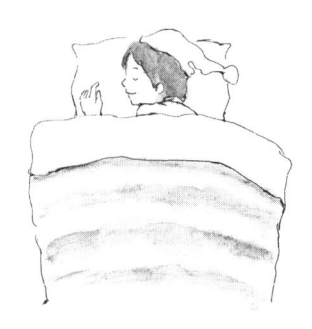

おわりに

　これで最初の4週間の治療はおしまいです。ここまで本当によく頑張ってくださいました。かなりの方が、効果を実感されているのではないかと思います。私たちの研究では、4週間の時点では「総睡眠時間」はそんなに伸びていなくても、寝つきが早くなったり睡眠効率が上がったりして「睡眠は薬を使わなくても自分でコントロールできるんだ」と実感された方が多かったように思います。

　さあ、折り返し地点です。ここからあと4週間、睡眠日記を毎日つけて、週に1回それを見直し、また新しいスケジュールと「今週の目標」を作ることを続けていきましょう。

　私たちの研究では、始めてから8週間経つと、不眠とうつで何年も悩んでおられた方の約半分の方に不眠がなくなりました。なくならないまでも、大部分の方が良くなっているのを実感しておられます。もし途中で、「もうこんな無理をするのはいやだ」と思うことがあっても、今まで不眠に悩んでいた長い期間のことを思い出して頑張ってください。8週間というのは長いようですが、今までのやり方で不眠が長期間改善しなかったのならば、試してみる価値はあると思います。努力は必ず報われます。

　このワークブックをいつも手元に置いて、途中で分からないことがあれば何度も見直してボロボロになるまで使っていただけるとうれしいです。

あとがき

　じつは、私自身も不眠に悩まされていたことがあります。2003年にイギリスに留学して数カ月、なぜか朝早く起きてしまってそのあと眠れず、昼間も眠気が残っていました。当時は慣れない環境なので緊張感からそうなっているのかと思っていましたが、何のことはない、自分は少しでも明るいと起きてしまう質なのだということに、ある日気がつきました。イギリスの夏は日本よりも日が長く、朝早くから太陽が出ます。私は音にはそれほど敏感ではないのですが、光には弱かったのです。

　帰国してからは自宅でくつろげるようになりましたが、強力な遮光カーテンを使ってもやはり朝日が昇ると起きてしまうので、眠るときはアイマスクをつけて寝ています。おかげで快眠しすぎて、朝はしばしば遅刻しそうになるほどです。

　このワークブックを読まれた方も、自分なりの眠るためのコツを身につけられて、一人でも多く不眠の悩みを克服されることを心から願っています。

　さて、このワークブック、そしてワークブックのもとになった研究の治療マニュアルは、私一人の力で作ったものではありません。

　まず、共同研究者で指導者でもある京都大学の古川壽亮教授に感謝いたします。先生には、治療マニュアルの作成だけではなく、研究の最初から最後まで本当に多くの面で助けていただきました。

　またこの研究は、おそらく日本で初めて完遂した多

施設共同の精神療法臨床試験です。多くの方に力を貸していただきました。高知大学の下寺信次先生、諸隈一平先生、藤田博一先生、そしてコーディネーターの川村千紘さん、私の所属施設である名古屋市立大学の香月富士日先生、また鳴門教育大学に移られた佐々木恵先生、国立精神・神経医療研究センターの山田光彦先生、稲垣正俊先生、米本直裕先生、三好出先生、ありがとうございました。他にも、名古屋市立大学、高知大学の多くの人たちに支えられ、また特に研究に参加していただいた患者さんたちのおかげで研究をやり遂げることができました。この場を借りてお礼を述べさせていただきます。

　また、制作にあたっては、国立精神・神経医療研究センターの認知行動療法センター長に就任された大野裕先生のご紹介で、創元社の渡辺明美さんにご尽力いただき、素晴らしい本を作ることが出来ました。

　最後に、いつも帰りの遅い私を、食事もせずに待っていてくれる妻に感謝したいと思います。ありがとう。

2011年6月

渡辺範雄

♣ 睡眠日記
〔1週間記載例〕 (　年　月　日～　年　月　日)

	(記入例)	(木)曜日
① 昨晩、何時に床に入りましたか？（時：分）	23：00	22：09
② 今朝、何時に床から出ましたか？（時：分）	7：20	6：30
③ 寝つくのにどのくらい時間がかかりましたか？（分）	40	180
④ 夜中、何度目が覚めましたか？（回）	3	5
⑤ 夜中、全部でどのくらいの時間、目が覚めていましたか？（分） （いったん寝ついてから、朝、床を出るまで）	90	120
⑥ 昨晩、お酒をどのくらい飲みましたか？	焼酎水割りを1杯	―
⑦ 今朝の気分はどうですか？ （1＝最悪　2＝悪い　3＝どちらでもない　4＝良い　5＝非常に良い）	2	2
⑧ 昨夜の睡眠はどうでしたか？ （1＝最悪　2＝悪い　3＝どちらでもない　4＝良い　5＝非常に良い）	3	2
⑨ 昨日、昼寝はしましたか？	午後2時から30分間	―

睡眠サマリー

❶ 総臥床時間（分）＝上の質問②から上の質問①を引く	500	501
❷ 総睡眠時間（分）＝❶総臥床時間－（上の質問③＋上の質問⑤）	370	201
❸ 睡眠効率（％）　＝❷総睡眠時間÷❶総臥床時間×100	74	40

今週の目標（○、×、△で評価してください）

❶ 寝床に入る時間は、　　　：　　　（例：23:00）	○	
❷ 寝床から出る時間は、　　　：　　　（例：7:00）	△	
❸ カーテン・雨戸を両方閉めて寝る （その他：例寝床に早く入りたくなったら冷たいタオルを首にあてる）	×	○
❹ 昼寝をしない （その他：例夜中起きてしまったら隣室のソファに座り、夕刊を読む）	○	○
❺ （その他：例夜中に目覚まし・壁掛けを問わず、一切時計を見ない）	△	
❻ （その他：例昼寝をしない）	×	

（金）曜日	（土）曜日	（日）曜日	（月）曜日	（火）曜日	（水）曜日	今週のまとめ 平均値を計算機で出す
22：07	22：22	24：31	23：10	21：50	22：22	22：39
7：00	5：53	12：13	7：10	6：38	5：55	7：20
60	40	60	200	40	100	97 分
4	3	6	7	7	7	5.6 回
30	30	90	10	30	30	49 分
—	—	—	—	—	—	／
2	4	3	1	2	3	2.4
2	3	3	1	2	2	2.1
午後5時から20分間	—	午後9時から20分間	—	午前9時から40分間	—	／

533	451	702	480	528	453	521
443	381	552	270	458	323	375
83	84	79	56	87	71	71

○の数

						個
						個
○	○	○	○	○	○	7 個
×	○	×	○	×	○	4 個
						個
						個

✤ 睡眠日記 （　　年　　月　　日～　　年　　月　　日）

	（記入例）	（　）曜日
① 昨晩、何時に床に入りましたか？（時：分）	23：00	：
② 今朝、何時に床から出ましたか？（時：分）	7：20	：
③ 寝つくのにどのくらい時間がかかりましたか？（分）	40	
④ 夜中、何度目が覚めましたか？（回）	3	
⑤ 夜中、全部でどのくらいの時間、目が覚めていましたか？（分） （いったん寝ついてから、朝、床を出るまで）	90	
⑥ 昨晩、お酒をどのくらい飲みましたか？	焼酎水割りを1杯	
⑦ 今朝の気分はどうですか？ （1＝最悪　2＝悪い　3＝どちらでもない　4＝良い　5＝非常に良い）	2	
⑧ 昨夜の睡眠はどうでしたか？ （1＝最悪　2＝悪い　3＝どちらでもない　4＝良い　5＝非常に良い）	3	
⑨ 昨日、昼寝はしましたか？	午後2時から30分間	

睡眠サマリー

		（記入例）	
❶ 総臥床時間（分）＝上の質問②から上の質問①を引く		500	
❷ 総睡眠時間（分）＝❶総臥床時間－（上の質問③＋上の質問⑤）		370	
❸ 睡眠効率（％）　＝❷総睡眠時間÷❶総臥床時間×100		74	

今週の目標 （○、×、△で評価してください）

❶ 寝床に入る時間は、　　：　　（例：23:00）	○	
❷ 寝床から出る時間は、　　：　　（例：7:00）	△	
❸ （その他：例寝床に早く入りたくなったら冷たいタオルを首にあてる）	×	
❹ （その他：例夜中起きてしまったら隣室のソファに座り、夕刊を読む）	○	
❺ （その他：例夜中に目覚まし・壁掛けを問わず、一切時計を見ない）	△	
❻ （その他：例昼寝をしない）	×	

( )曜日	( )曜日	( )曜日	( )曜日	( )曜日	( )曜日	今週のまとめ 平均値を計算機で出す
:	:	:	:	:	:	:
:	:	:	:	:	:	:
						分
						回
						分

○の数

						個
						個
						個
						個
						個
						個

✤ 睡眠日記 （　年　月　日〜　年　月　日）

	(記入例)	(　) 曜日
① 昨晩、何時に床に入りましたか？（時：分）	23：00	：
② 今朝、何時に床から出ましたか？（時：分）	7：20	：
③ 寝つくのにどのくらい時間がかかりましたか？（分）	40	
④ 夜中、何度目が覚めましたか？（回）	3	
⑤ 夜中、全部でどのくらいの時間、目が覚めていましたか？（分） （いったん寝ついてから、朝、床を出るまで）	90	
⑥ 昨晩、お酒をどのくらい飲みましたか？	焼酎水割り を1杯	
⑦ 今朝の気分はどうですか？ （1＝最悪　2＝悪い　3＝どちらでもない　4＝良い　5＝非常に良い）	2	
⑧ 昨夜の睡眠はどうでしたか？ （1＝最悪　2＝悪い　3＝どちらでもない　4＝良い　5＝非常に良い）	3	
⑨ 昨日、昼寝はしましたか？	午後2時から 30分間	

睡眠サマリー

❶ 総臥床時間（分）＝上の質問②から上の質問①を引く	500	
❷ 総睡眠時間（分）＝❶総臥床時間−（上の質問③＋上の質問⑤）	370	
❸ 睡眠効率（％）　＝❷総睡眠時間÷❶総臥床時間×100	74	

今週の目標 （○、×、△で評価してください）

❶ 寝床に入る時間は、　　　：　　　（例：23:00）	○	
❷ 寝床から出る時間は、　　　：　　　（例：7:00）	△	
❸ （その他：例寝床に早く入りたくなったら冷たいタオルを首にあてる）	×	
❹ （その他：例夜中起きてしまったら隣室のソファに座り、夕刊を読む）	○	
❺ （その他：例夜中に目覚まし・壁掛けを問わず、一切時計を見ない）	△	
❻ （その他：例昼寝をしない）	×	

( )曜日	( )曜日	( )曜日	( )曜日	( )曜日	( )曜日	今週のまとめ 平均値を 計算機で出す
:	:	:	:	:	:	:
:	:	:	:	:	:	:
						分
						回
						分

○の数

						個
						個
						個
						個
						個
						個

♣ 睡眠日記 (　年　月　日〜　年　月　日)

	(記入例)	( ) 曜日
① 昨晩、何時に床に入りましたか？（時：分）	23：00	：
② 今朝、何時に床から出ましたか？（時：分）	7：20	：
③ 寝つくのにどのくらい時間がかかりましたか？（分）	40	
④ 夜中、何度目が覚めましたか？（回）	3	
⑤ 夜中、全部でどのくらいの時間、目が覚めていましたか？（分） 　（いったん寝ついてから、朝、床を出るまで）	90	
⑥ 昨晩、お酒をどのくらい飲みましたか？	焼酎水割り を1杯	
⑦ 今朝の気分はどうですか？ 　（1＝最悪　2＝悪い　3＝どちらでもない　4＝良い　5＝非常に良い）	2	
⑧ 昨夜の睡眠はどうでしたか？ 　（1＝最悪　2＝悪い　3＝どちらでもない　4＝良い　5＝非常に良い）	3	
⑨ 昨日、昼寝はしましたか？	午後2時から 30分間	

睡眠サマリー

	(記入例)	
1 総臥床時間（分）＝上の質問②から上の質問①を引く	500	
2 総睡眠時間（分）＝**1**総臥床時間－（上の質問③＋上の質問⑤）	370	
3 睡眠効率（％）　＝**2**総睡眠時間÷**1**総臥床時間×100	74	

今週の目標 （○、×、△で評価してください）

❶ 寝床に入る時間は、　　　　：　　　（例：23:00）	○	
❷ 寝床から出る時間は、　　　：　　　（例：7:00）	△	
❸ （その他：例寝床に早く入りたくなったら冷たいタオルを首にあてる）	×	
❹ （その他：例夜中起きてしまったら隣室のソファに座り、夕刊を読む）	○	
❺ （その他：例夜中に目覚まし・壁掛けを問わず、一切時計を見ない）	△	
❻ （その他：例昼寝をしない）	×	

( )曜日	( )曜日	( )曜日	( )曜日	( )曜日	( )曜日	今週のまとめ 平均値を 計算機で出す
：	：	：	：	：	：	：
：	：	：	：	：	：	：
						分
						回
						分

○の数

						個
						個
						個
						個
						個
						個

♣睡眠日記 (　年　月　日〜　年　月　日)

質問	(記入例)	(　)曜日
① 昨晩、何時に床に入りましたか？（時：分）	23：00	：
② 今朝、何時に床から出ましたか？（時：分）	7：20	：
③ 寝つくのにどのくらい時間がかかりましたか？（分）	40	
④ 夜中、何度目が覚めましたか？（回）	3	
⑤ 夜中、全部でどのくらいの時間、目が覚めていましたか？（分） （いったん寝ついてから、朝、床を出るまで）	90	
⑥ 昨晩、お酒をどのくらい飲みましたか？	焼酎水割りを1杯	
⑦ 今朝の気分はどうですか？ （1＝最悪 2＝悪い 3＝どちらでもない 4＝良い 5＝非常に良い）	2	
⑧ 昨夜の睡眠はどうでしたか？ （1＝最悪 2＝悪い 3＝どちらでもない 4＝良い 5＝非常に良い）	3	
⑨ 昨日、昼寝はしましたか？	午後2時から30分間	

睡眠サマリー

項目	(記入例)	
❶ 総臥床時間（分）＝上の質問②から上の質問①を引く	500	
❷ 総睡眠時間（分）＝❶総臥床時間－（上の質問③＋上の質問⑤）	370	
❸ 睡眠効率（％）　＝❷総睡眠時間÷❶総臥床時間×100	74	

今週の目標 （○、×、△で評価してください）

目標	評価	
❶ 寝床に入る時間は、　　：　　（例：23:00）	○	
❷ 寝床から出る時間は、　　：　　（例：7:00）	△	
❸ （その他：例寝床に早く入りたくなったら冷たいタオルを首にあてる）	×	
❹ （その他：例夜中起きてしまったら隣室のソファに座り、夕刊を読む）	○	
❺ （その他：例夜中に目覚まし・壁掛けを問わず、一切時計を見ない）	△	
❻ （その他：例昼寝をしない）	×	

( )曜日	( )曜日	( )曜日	( )曜日	( )曜日	( )曜日	今週のまとめ 平均値を 計算機で出す
:	:	:	:	:	:	:
:	:	:	:	:	:	:
						分
						回
						分

○の数

						個
						個
						個
						個
						個
						個

♣ 睡眠日記 (　年　月　日〜　年　月　日)

	(記入例)	(　) 曜日
① 昨晩、何時に床に入りましたか？（時：分）	23：00	：
② 今朝、何時に床から出ましたか？（時：分）	7：20	：
③ 寝つくのにどのくらい時間がかかりましたか？（分）	40	
④ 夜中、何度目が覚めましたか？（回）	3	
⑤ 夜中、全部でどのくらいの時間、目が覚めていましたか？（分） 　（いったん寝ついてから、朝、床を出るまで）	90	
⑥ 昨晩、お酒をどのくらい飲みましたか？	焼酎水割り を1杯	
⑦ 今朝の気分はどうですか？ 　（1＝最悪 2＝悪い 3＝どちらでもない 4＝良い 5＝非常に良い）	2	
⑧ 昨夜の睡眠はどうでしたか？ 　（1＝最悪 2＝悪い 3＝どちらでもない 4＝良い 5＝非常に良い）	3	
⑨ 昨日、昼寝はしましたか？	午後2時から 30分間	

睡眠サマリー

❶ 総臥床時間（分）＝上の質問②から上の質問①を引く	500	
❷ 総睡眠時間（分）＝❶総臥床時間－（上の質問③＋上の質問⑤）	370	
❸ 睡眠効率（％）　＝❷総睡眠時間÷❶総臥床時間×100	74	

今週の目標（○、×、△で評価してください）

❶ 寝床に入る時間は、　　　：　　　（例：23:00）	○	
❷ 寝床から出る時間は、　　　：　　　（例：7:00）	△	
❸ （その他：例寝床に早く入りたくなったら冷たいタオルを首にあてる）	×	
❹ （その他：例夜中起きてしまったら隣室のソファに座り、夕刊を読む）	○	
❺ （その他：例夜中に目覚まし・壁掛けを問わず、一切時計を見ない）	△	
❻ （その他：例昼寝をしない）	×	

( )曜日	( )曜日	( )曜日	( )曜日	( )曜日	( )曜日	今週のまとめ 平均値を 計算機で出す
:	:	:	:	:	:	:
:	:	:	:	:	:	:
						分
						回
						分

〇の数

						個
						個
						個
						個
						個
						個

✤ 睡眠日記 (　年　　月　　日～　　年　　月　　日)

	(記入例)	( ) 曜日
① 昨晩、何時に床に入りましたか？（時：分）	23：00	：
② 今朝、何時に床から出ましたか？（時：分）	7：20	：
③ 寝つくのにどのくらい時間がかかりましたか？（分）	40	
④ 夜中、何度目が覚めましたか？（回）	3	
⑤ 夜中、全部でどのくらいの時間、目が覚めていましたか？（分） 　（いったん寝ついてから、朝、床を出るまで）	90	
⑥ 昨晩、お酒をどのくらい飲みましたか？	焼酎水割り を1杯	
⑦ 今朝の気分はどうですか？ 　（1＝最悪 2＝悪い 3＝どちらでもない 4＝良い 5＝非常に良い）	2	
⑧ 昨夜の睡眠はどうでしたか？ 　（1＝最悪 2＝悪い 3＝どちらでもない 4＝良い 5＝非常に良い）	3	
⑨ 昨日、昼寝はしましたか？	午後2時から 30分間	

睡眠サマリー

❶ 総臥床時間（分）＝上の質問②から上の質問①を引く	500	
❷ 総睡眠時間（分）＝❶総臥床時間－（上の質問③＋上の質問⑤）	370	
❸ 睡眠効率（％）　＝❷総睡眠時間÷❶総臥床時間×100	74	

今週の目標 (○、×、△で評価してください)

❶ 寝床に入る時間は、　　　　：　　　　（例：23:00）	○	
❷ 寝床から出る時間は、　　　：　　　　（例：7:00）	△	
❸ 　（その他：例寝床に早く入りたくなったら冷たいタオルを首にあてる）	×	
❹ 　（その他：例夜中起きてしまったら隣室のソファに座り、夕刊を読む）	○	
❺ 　（その他：例夜中に目覚まし・壁掛けを問わず、一切時計を見ない）	△	
❻ 　（その他：例昼寝をしない）	×	

( )曜日	( )曜日	( )曜日	( )曜日	( )曜日	( )曜日	今週のまとめ 平均値を 計算機で出す
:	:	:	:	:	:	:
:	:	:	:	:	:	:
						分
						回
						分

○の数

						個
						個
						個
						個
						個
						個

♣睡眠日記 (　年　　月　　日～　　年　　月　　日)

	(記入例)	(　) 曜日
① 昨晩、何時に床に入りましたか？（時：分）	23：00	：
② 今朝、何時に床から出ましたか？（時：分）	7：20	：
③ 寝つくのにどのくらい時間がかかりましたか？（分）	40	
④ 夜中、何度目が覚めましたか？（回）	3	
⑤ 夜中、全部でどのくらいの時間、目が覚めていましたか？（分） （いったん寝ついてから、朝、床を出るまで）	90	
⑥ 昨晩、お酒をどのくらい飲みましたか？	焼酎水割りを1杯	
⑦ 今朝の気分はどうですか？ （1=最悪　2=悪い　3=どちらでもない　4=良い　5=非常に良い）	2	
⑧ 昨夜の睡眠はどうでしたか？ （1=最悪　2=悪い　3=どちらでもない　4=良い　5=非常に良い）	3	
⑨ 昨日、昼寝はしましたか？	午後2時から30分間	

睡眠サマリー

❶ 総臥床時間（分）＝上の質問②から上の質問①を引く	500	
❷ 総睡眠時間（分）＝❶総臥床時間－（上の質問③＋上の質問⑤）	370	
❸ 睡眠効率（％）　＝❷総睡眠時間÷❶総臥床時間×100	74	

今週の目標 (○、×、△で評価してください)

❶ 寝床に入る時間は、　　　：　　　　（例：23:00）	○	
❷ 寝床から出る時間は、　　：　　　　（例：7:00）	△	
❸ （その他：例寝床に早く入りたくなったら冷たいタオルを首にあてる）	×	
❹ （その他：例夜中起きてしまったら隣室のソファに座り、夕刊を読む）	○	
❺ （その他：例夜中に目覚まし・壁掛けを問わず、一切時計を見ない）	△	
❻ （その他：例昼寝をしない）	×	

( )曜日	( )曜日	( )曜日	( )曜日	( )曜日	( )曜日	今週のまとめ 平均値を計算機で出す
:	:	:	:	:	:	:
:	:	:	:	:	:	:
						分
						回
						分

○の数

						個
						個
						個
						個
						個
						個

❖ 睡眠環境チェックリスト　　（記入日　　年　　月　　日）

下記の質問にどれくらい自分が当てはまるか、お答えください。

①週に3回以上運動（1回30分以上）をしている	その通り	そうではない	どちらとも言えない
②カーテン、ブラインド、雨戸などのおかげで、朝日が昇っても部屋の中は暗い	その通り	そうではない	どちらとも言えない
③夜間、寝室は静かで、家の前の道路や隣家から物音がめったに聞こえない	その通り	そうではない	どちらとも言えない
④暖房の音や床を歩く音は気にならないくらい小さい。このような音によって起きることはない	その通り	そうではない	どちらとも言えない
⑤ペットが、自分の寝つくのをじゃましたり、夜起こしたりすることはめったにない	その通り	そうではない	どちらとも言えない
⑥一緒に寝室で寝ている人の動き（読書、身動き、布団をとってしまう〈一緒の布団に入っている場合〉、いびきなど）によって、自分の睡眠が妨げられることはめったにない	その通り	そうではない	どちらとも言えない
⑦子どもが夜やっていることで、自分の睡眠が妨げられることはめったにない	その通り	そうではない	どちらとも言えない
⑧自宅は安全である．家族、ペット、戸締り、警報装置、隣の人などのおかげで、自分は自宅の安全性について心配になることなく夜は快適に過ごせる	その通り	そうではない	どちらとも言えない
⑨敷布団、マットレス、枕が自分にとってぴったりになるようにお金をかけたことがある	その通り	そうではない	どちらとも言えない
⑩すきっ腹で寝たり、または逆におなかいっぱいの状態で寝たりすることはほとんどない	その通り	そうではない	どちらとも言えない
⑪コーヒーなどカフェインの入ったものを夜に飲むことはない	その通り	そうではない	どちらとも言えない
⑫夕食後や寝る前にお酒を飲む習慣はない	その通り	そうではない	どちらとも言えない
⑬夕食後や寝る前にタバコを吸う習慣はない	その通り	そうではない	どちらとも言えない
⑭寝室で次のこと（○をつけてください）のどれかをやることもあるが、やっても週に2日以下である ・何かを計画する ・昼間のことを思い出す ・問題をどうやったら解決できるか考える	その通り	そうではない	どちらとも言えない
⑮夜中に起きても時計を見ない	その通り	そうではない	どちらとも言えない

❖ 睡眠環境チェックリスト　　　（記入日　　年　　月　　日）

下記の質問にどれくらい自分が当てはまるか、お答えください。

質問	その通り	そうではない	どちらとも言えない
①週に3回以上運動（1回30分以上）をしている	その通り	そうではない	どちらとも言えない
②カーテン、ブラインド、雨戸などのおかげで、朝日が昇っても部屋の中は暗い	その通り	そうではない	どちらとも言えない
③夜間、寝室は静かで、家の前の道路や隣家から物音がめったに聞こえない	その通り	そうではない	どちらとも言えない
④暖房の音や床を歩く音は気にならないくらい小さい。このような音によって起きることはない	その通り	そうではない	どちらとも言えない
⑤ペットが、自分の寝つくのをじゃましたり、夜起こしたりすることはめったにない	その通り	そうではない	どちらとも言えない
⑥一緒に寝室で寝ている人の動き（読書、身動き、布団をとってしまう〈一緒の布団に入っている場合〉、いびきなど）によって、自分の睡眠が妨げられることはめったにない	その通り	そうではない	どちらとも言えない
⑦子どもが夜やっていることで、自分の睡眠が妨げられることはめったにない	その通り	そうではない	どちらとも言えない
⑧自宅は安全である．家族、ペット、戸締り、警報装置、隣の人などのおかげで、自分は自宅の安全性について心配になることなく夜は快適に過ごせる	その通り	そうではない	どちらとも言えない
⑨敷布団、マットレス、枕が自分にとってぴったりになるようにお金をかけたことがある	その通り	そうではない	どちらとも言えない
⑩すきっ腹で寝たり、または逆におなかいっぱいの状態で寝たりすることはほとんどない	その通り	そうではない	どちらとも言えない
⑪コーヒーなどカフェインの入ったものを夜に飲むことはない	その通り	そうではない	どちらとも言えない
⑫夕食後や寝る前にお酒を飲む習慣はない	その通り	そうではない	どちらとも言えない
⑬夕食後や寝る前にタバコを吸う習慣はない	その通り	そうではない	どちらとも言えない
⑭寝室で次のこと（○をつけてください）のどれかをやることもあるが、やっても週に2日以下である ・何かを計画する ・昼間のことを思い出す ・問題をどうやったら解決できるか考える	その通り	そうではない	どちらとも言えない
⑮夜中に起きても時計を見ない	その通り	そうではない	どちらとも言えない

❖健康な睡眠のための10か条

①睡眠時間は人それぞれ。翌日の昼間に眠気で困らなければ、それで十分
睡眠時間には個人差があり、年齢によっても変化します。昼間の眠気がなければ睡眠時間を長くすることにこだわらないようにしましょう。

②定期的に運動しよう
寝る前の2時間は運動を避けたほうがよいですが、それ以外の時間に、運動のスケジュールを入れましょう。運動すれば寝つきやすくなり、睡眠が深いものになります。

③寝室を快適にして、光や音が入らないようにしよう
明るすぎたりうるさかったりすると、目が覚めてしまったり睡眠の質が落ちることがあります。真っ暗で騒音のない環境が望ましいのです。じゅうたんを敷いたり、カーテンを変えたり、時にはアイマスクや耳栓もよいかもしれません。

④寝ている間、寝室を快適な温度に保とう
暑すぎたり寒すぎたりすれば、睡眠の妨げとなります。

⑤規則正しい食生活をして、すきっ腹で寝ない・寝る前には水分をとりすぎないようにしよう
空腹で寝ると睡眠は妨げられます。睡眠の前に軽食をとると（とくに炭水化物）睡眠の助けになります。脂っこいものや重いものは、寝る前の2時間は避けましょう。また、寝る前の水分の摂取量を減らせば、夜中トイレに行く必要は減るでしょう。

⑥カフェインの入ったものは午後3時を過ぎたらとらないようにしよう
カフェインの入った飲料や食べ物（コーヒー、紅茶、緑茶、コーラ、チョコレート）は朝なら覚醒作用がありますが、昼過ぎだと寝つきが悪くなったり、夜中に目が覚めやすくなったり、睡眠が浅くなったりします。

⑦寝る前の2時間や夜中はアルコールはとらないようにしよう
夜の緊張しているときにアルコールを飲めば寝つきやすくなるかもしれませんが、夜中に離脱症状で目が覚めやすくなります。

⑧寝る前の2時間や夜中は喫煙を避けよう
ニコチンには精神刺激作用があります。

⑨昼間の悩みを寝床に持っていかないようにしよう
悩んだり翌日の計画をたてたりするのは、寝る前や寝てからはやめましょう。不安な状態で寝ても寝つけず、浅い眠りになります。夜中に悩みを思いついたら、メモして翌朝考えましょう。

⑩眠ろうとして頑張らない・夜中に時計を見ないようにしよう
リラックスしていない状態では眠れません。眠ろうと頑張っても、状態は悪くなるだけです。

良い睡眠スケジュールを作ろう

1. 睡眠日記の、「実際に眠っている時間（総睡眠時間）」に30分足して「寝床の中で過ごすべき時間」を決めます
2. 「起床時間」を決めます。
3. 「起床時間」から「寝床の中で過ごすべき時間」を引き算して「寝床に入る時間」を決めます
4. 「寝床に入る時間」の前に寝床に入ってはいけません
5. 「寝床に入る時間」になったらいったん寝床に入ります。また目覚まし時計で「起床時間」にアラームをセットします
6. 寝床では眠ること以外はしません。読書、テレビ、食事、悩むことはしません。寝室も暗く静かにします
7. 横になって15分ほどたっても眠れなければ、起きて隣の部屋に行きましょう。そこで何かリラックスできるようなことをして、眠気をまた感じたときにだけ寝室に戻ります
8. 眠れなかったり、夜中に起きてしまったら、上の6と7を繰り返しましょう
9. 1週間の平均睡眠効率が85％以上なら、次の週は寝床に入る時間を30分早めます
10. 毎日「起床時間」には寝床を離れます。アラームで起きればいいので、夜中は時計を一切見ません
11. 昼寝はしません
12. このプログラムを平日・休日を問わず毎日続けましょう

再発防止のための2つの掟

1. 夜にいったん起きてしまったら、15分以上は布団の中で過ごさない（くよくよ・イライラはご法度。ただ目が覚めてしまっただけでも、布団から出よう）

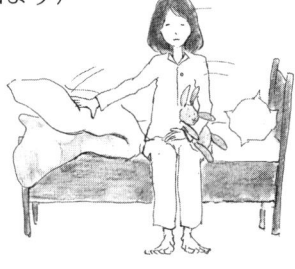

2. 一晩眠れなくても睡眠不足をおぎなうことはしない（いつもより早い時間から寝ようとしたり、いつもより遅くまで寝ていたり、昼寝をしたりしない）

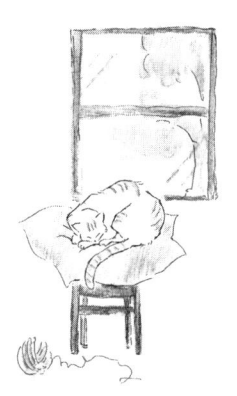

合い言葉は「**今晩が無理なら、明晩に**」。
今晩よく眠れなくても、明日はもっとよく眠れるでしょう。

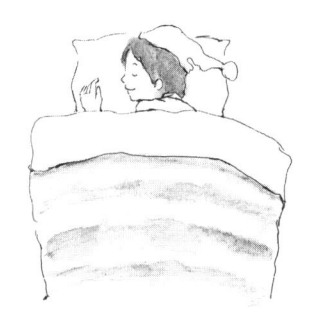

●著者..

渡辺 範雄（わたなべ　のりお）

横浜市立大学医学部卒業。2003〜2005年ロンドン大学精神医学研究所に留学。名古屋市立大学医学部 精神・認知・行動医学分野 専任講師、病棟医長を経て、2013年から国立精神・神経医療研究センター トランスレーショナル・メディカルセンター室長。2016年から京都大学大学院医学研究科 社会健康医学専攻 准教授。2021年から医療法人社団蘇生会 蘇生会総合病院 精神科部長。医学博士。精神保健指定医、日本精神神経学会専門医・指導医。学会活動は、認知療法学会幹事・学会誌常任編集委員など。英国のオンライン精神医学雑誌 BMC Psychiatry の associate editor。数十本の英語論文、日本語論文があり、特に短期睡眠行動療法に関するものとして "Brief behavioral therapy for refractory insomnia in residual depression: An anassessor-blind, randomized controlled trial" *Journal of Clinical Psychiatry*. 2011; 72(12): 1651-8. などがある。

自分でできる「不眠」克服ワークブック
短期睡眠行動療法自習帳

2011年8月1日　第1版第1刷発行
2023年4月20日　第1版第8刷発行

著　者 .... 渡辺 範雄

発行者 .... 矢部 敬一

発行所 ....
株式会社 創 元 社
https://www.sogensha.co.jp/
本社 〒541-0047 大阪市中央区淡路町4-3-6
　　 Tel.06-6231-9010　Fax.06-6233-3111
東京支店 〒101-0051 東京都千代田区神田神保町1-2 田辺ビル
　　　　 Tel.03-6811-0662

印刷所 ....
株式会社 太洋社

©2011 Norio Watanabe, Printed in Japan
ISBN978-4-422-11512-2

落丁・乱丁のときはお取り替えいたします。

JCOPY 〈出版者著作権管理機構 委託出版物〉
本書の無断複製は著作権法上での例外を除き禁じられています。複製される場合は、そのつど事前に、出版者著作権管理機構（電話 03-5244-5088、FAX 03-5244-5089、e-mail: info@jcopy.or.jp）の許諾を得てください。

本書の感想をお寄せください
投稿フォームはこちらから ▶▶▶

◆好◆評◆既◆刊◆

こころが晴れるノート
うつと不安の認知療法自習帳

大野 裕

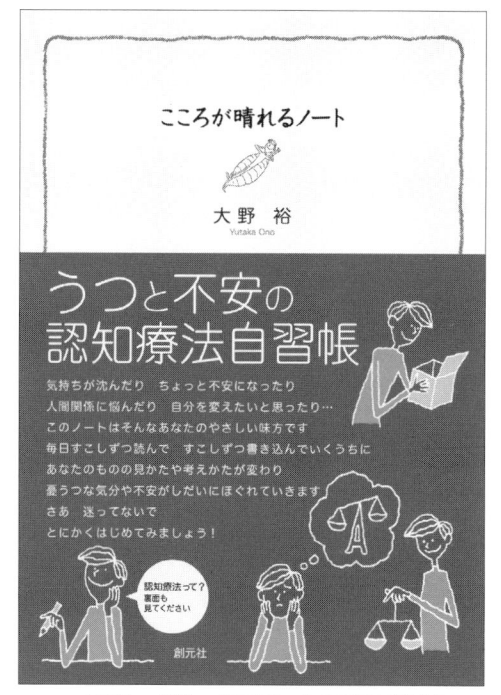

A5判・並製・132頁　1,200円（税抜）
ISBN-978-4-422-11283-1 C0011

うつ、不安、パニック障害、恐怖症、怒り、
人間関係、トラウマ、摂食障害、物質乱用、パーソナリティ障害など、
さまざまなストレス障害に有効であることが実証されている
認知療法を用いて、
一般の読者が、読みながら書き込みながら、
自分自身の問題を克服していけるように工夫されたやさしいノート。